Lachen Sie sich frei

D1993822

SERIE PIPER
Band 858

Zu diesem Buch

Geistreiche Dialoge und Schlagfertigkeit sind zwar nicht das Privileg der Mediziner, aber in kaum einem anderen Berufsstand entstehen so viele Anekdoten wie in diesem.

Weit gespannt sind Personen- und Themenkreise dieses Büchleins: sie reichen vom Leibarzt Ludwigs XIV. bis zum unbekannten Doktor auf dem Lande, von den Aperçus Rudolf Virchows, Ferdinand Sauerbruchs oder Ernst Ludwig Heims bis zum anonymen Aphorismus über Sinn und Grenzen der Medizin. Behandelt werden die wirklichen und die eingebildeten Kranken, die Leiden der Damen und die der Herren, die Schmerzen des Körpers und der Seele, Angst und Vertrauen, Geld und Geiz.

Johannes Storbeck war jahrelang in deutschen Buchverlagen tätig, übersetzte und schrieb für den Rundfunk. Er leitet jetzt das Feuilleton einer großen Tageszeitung.

LACHEN SIE SICH FREI

Ärzteanekdoten

Herausgegeben von
Johannes Storbeck

Piper
München Zürich

In der Serie Piper liegen bereits vor:
Lachen ohne Bewährung (649)
Lachen von Amts wegen (710)

Weitere Bände sind in Vorbereitung.

ISBN 3-492-10858-x
Neuausgabe 1988
3. Auflage, 15.–24. Tausend Juli 1988
(1. Auflage, 1.–10. Tausend dieser Ausgabe)
© R. Piper & Co. Verlag, München 1981
Umschlag: Federico Luci,
unter Verwendung einer Karikatur von Walter Hanel
Gesamtherstellung: Clausen & Bosse, Leck
Printed in Germany

Inhalt

Vorwort

Man sagt, der Witz gedeihe vor allem in Notzeiten. Das gilt sicherlich für die gallige Satire, die dem Bedrängten für einen Augenblick Luft verschafft, aber gottlob lacht man nicht nur im Zustand der Not. Die Anekdoten-Quelle sprudelt immer dann am lebendigsten, wenn zwei Leute »unterschiedlicher Stellung« auftreten; wenn hoch und nieder, reich und arm, wenn berühmter Star und anonymer Helot aufeinandertreffen und die Weltordnung auf den Kopf stellen – durch Widerrede, durch Schlauheit, durch Selbstironie.

In dieses Schema fügt sich die Ärzteanekdote wie in ein Passepartout: der arme Kranke und der allwissende Doktor, der vielleicht auch noch eitel sein mag oder geldgierig oder beides. Denn der berüchtigte Halbgott in Weiß ist zugleich oft eine wohlhabende Gottheit, und überraschend zahlreiche Geschichten handeln von den satirischen Bemerkungen über hohe Liquidationen (das hören die Mediziner nicht ungern, nehmen sie es doch als heitere Bestätigung der eigenen Honorare).

Neben dieser ruchvollen Dreieinigkeit von Geldgier, Eitelkeit und Allwissenheit schält sich in unseren Geschichten aber auch ein gutes Quentchen Weisheit heraus, Lebenskenntnis und Selbstironie, die auch vor dem Tod, dem täglichen Kontrahenten des Mediziners, nicht haltmacht.

Bestätigung solcher gebündelter Eigenschaften, also genau dosierte Kenntnis von eigenem »Wert«, verrät denn auch die berühmte Geschichte von jenem Ohrenspezialisten, der selbst schwerhörig ist. Eine Dame fragt ihn wiederholt, warum er sich denn nicht selbst einmal behandle. Der Professor, aufmerksam zuhörend, hat endlich verstanden und schüttelt sogleich ernst und ablehnend den Kopf: »Zu teuer, meine Gnädigste, viel zu teuer.«

Weit gespannt sind Personen- und Themenkreise dieses Büchleins: sie reichen vom Leibarzt Ludwigs XIV. bis zum unbekannten Doktor auf dem Lande, von den überlieferten Aperçus eines Rudolf Virchow bis zu dem anonym gebliebenen Aphorismus über Sinn und Grenzen der Medizin. Das Bild, das dabei von den Ärzten entsteht, ist nicht jenes vom angeblich geldgierigen Scharlatan, sondern das eines lebenserfahrenen Menschen, der sich in einer Mischung von Melancholie und Sarkasmus zu äußern weiß wie jener französische Arzt, der an seinem siebzigsten Geburtstag bekannte: »Ich habe ganz gut davon gelebt, anderen Leuten Medikamente zu verschreiben und selbst keine zu nehmen.«

J. St.

Herrschaftliche Patienten

Der Internist weiß alles und kann nichts;
der Chirurg kann alles und weiß nichts;
der Pathologe weiß alles und kann alles,
aber leider zu spät.

Medizinisches Credo

Bittere Arznei

Die Herzogin von Marborough, die eine böse Sieben war, drang in ihren Gatten, eine unangenehme Medizin auf jeden Fall einzunehmen. In ihrer heftigen Art rief sie: »Der Teufel soll mich holen, wenn es Ihnen dann nicht besser wird.«

Da flüsterte der Arzt dem Herzog ins Ohr: »Nehmen Sie das Mittel in jedem Fall ein. So oder so können Sie sich nur eine gute Wirkung davon versprechen.«

Wie Könige

Der französische König Ludwig XIII. ließ seinen Leibarzt Moreau ans Krankenbett kommen und befahl: »Sie werden mich nicht wie einen gewöhnlichen Patienten behandeln.«

»Sire«, entgegnete Moreau. »Da mache ich keinerlei Unterschied. Ich behandle alle meine Patienten wie Könige.«

Der Eimer

Der Leibarzt der Kaiserin Maria Theresia, Baron van Swieten, entfaltete einen segensreichen Eifer bei der Reorganisation des Wiener Gesundheitswesens. Der Umgang mit der Monarchin, die mit dem Alter an Leibesfülle beträchtlich zunahm, war nicht einfach, und alle Vorhaltungen, sie zur Mäßigung beim Essen zu bewegen, wollten nichts fruchten.
Da erschien eines Tages der Baron bei der Hoftafel mit einem Eimer und nahm gegenüber der Kaiserin Platz. Während des Essens warf er von jeder der zahlreichen Speisen, die Ihre Majestät sich zu Gemüte führte, ein Stück in den Eimer. Nach Tisch hielt er Maria Theresia den Eimer entgegen und sagte: »So wie in diesem Eimer sieht es nun im Magen Eurer Majestät aus!«

Der gute Ruf

Als Maria Theresias Tochter Marie Antoinette in die Wehen kam, wurde der Leibarzt gerufen. »Mit dieser Geburt«, sprach der König, »werden Sie Ihren Ruf begründen.« – »Sire«, war die Antwort, »wenn mein Ruf nicht längst begründet wäre, stünde ich nicht hier.«

Nur ein Dach

Joseph II. ließ sich bei seinen Reformen von dem Motto leiten: »Alles für das Volk, nichts durch das Volk.« Als er sich von seinem Arzt beraten ließ, wie man der sich immer stärker verbreitenden Prostitution Herr werden könne, schlug dieser vor, man solle zur besseren Kontrolle geschlossene Häuser einrichten. Da fiel ihm der Kaiser ins Wort: »Dann brauchen Sie nur über ganz Wien ein Dach zu spannen, und das Bordell ist fertig.«

Zwei Hüte

Der seinerzeit berühmte ungarische Anatom Michael Lenhossek war zu einer Audienz beim Kaiser Franz Joseph befohlen. Im Vorzimmer bat er den Adjutanten, wegen einer Erkältung hier noch seinen Hut aufbehalten zu dürfen. Plötzlich zum Kaiser hereingerufen, ergriff er einen neben ihm liegenden Zylinder und begab sich so ins Audienzzimmer.
Als Franz Joseph ihn lachend auf die beiden Hüte aufmerksam machte, den auf dem Kopf und den in der Hand, antwortete Lenhossek: »Es ist wahr, Majestät, zwei Hüte sind zuviel für einen Mann, der den Kopf verloren hat.«

Keine Fragen

Als Professor Ernst Schwenninger zum ersten Mal zum Fürsten Bismarck gerufen wurde, weil dessen Sohn ihn dem Reichskanzler empfohlen hatte, wollte er sich zunächst einmal ein genaueres Bild vom Allgemeinzustand des berühmten Patienten verschaffen und befragte den Reichskanzler ausgiebig nach allen möglichen körperlichen Zuständen. Schließlich wurde Bismarck ungeduldig, unterbrach den Doktor und verbat sich die ewige Fragerei. Darauf Schwenninger: »Wenn Durchlaucht nicht gefragt werden wollen, müssen Sie einen Tierarzt kommen lassen! Dessen Patienten sind vor Fragen sicher.«
»Wenn Sie so tüchtig sind wie grob«, antwortete Bismarck lachend, »dann müssen Sie ein ausgezeichneter Arzt sein.«

Weiß nix

König Friedrich Wilhelm IV. wurde vor seinem Tode sowohl von seinem Leibarzt Lukas Schönlein wie von einem Geheimrat Weiß behandelt. Schließlich wurde noch erwogen, den Kollegen

Professor Nix von München heranzuziehen, aber Schönlein widersprach: »Das geht zu weit; dann steht womöglich unter dem ärztlichen Bulletin: Schönlein Weiß Nix.«

Gneisenaus Pillen

Nach erfolgreicher Beendigung der Napoleonischen Kriege verlieh die Oxforder Universität dem Marschall Blücher den Ehrendoktor. Blücher nahm die ungewohnte Ehrung entgegen, indem er Ruhm und Verdienst auf Gneisenau weiterleitete: »Wenn ich der Doktor bin, dann müßte man den Gneisenau zum Apotheker machen; denn er hat die Pillen gedreht, die ich dem Napoleon verabfolgt habe.«

Doktor und Marschall

Während der gleichen Zeit mußte Marschall Blücher auch den Ehrendoktor der Universität in Berlin entgegennehmen. Der berühmte Geheimrat Heim trank dem Ehrengast beim Festbankett mit den Worten zu: »Dem Doktor unter den Feldmarschällen.« Worauf Blücher schlagfertig sein Glas erhob und erwiderte: »Dem Feldmarschall unter den Doktoren.«

Langeweile

Der französische Politiker Georges Clemenceau hatte Medizin studiert, ehe er sich der Politik zuwandte. Zwischen ihm und seinem Bruder, der über Unwohlsein klagte, entwickelte sich folgender Dialog:

»Ich spüre eine ganz merkwürdige Mattigkeit.«

»Du arbeitest zu viel.«

»Und außerdem eine unüberwindliche Langeweile.«
»Du hörst dir zu viel zu.«

Der Komtur

Königin Viktoria feierte 1887 den fünfzigsten Jahrestag ihrer Thronbesteigung mit einem großen Festzug, zu dem die europäischen Potentaten geladen waren, unter anderem auch ihr Schwiegersohn, der deutsche Kronprinz Friedrich, der nur hundert Tage regieren sollte und bereits 1888 an Kehlkopfkrebs starb. Er bot in dem Festzug einen strahlenden Anblick – auf einem Schimmel reitend und in der weißen Uniform des Garde du Corps mit silbernem Harnisch.
Als der Festzug am Haus des berühmten Hals- und Nasenspezialisten Sir Felix Semon vorbeizog, rief dessen Frau beim Anblick des strahlenden Kronprinzen aus: »Das ist ja Lohengrin!« Doch der geübte Diagnostiker ließ sich nicht täuschen und korrigierte sie: »Du irrst, meine Liebe. Das ist der Komtur aus ›Don Giovanni‹.«

Der Grenzfluß

Während des Ersten Weltkriegs besuchte eine Erzherzogin ein Reservelazarett an der Südostfront und ließ sich die Verwundeten vorstellen. Einen Kaiserjäger, der in seinem Bett auf dem Bauch lag, fragte sie leutselig: »Wo sind Sie denn verwundet worden?« – »Am Oarsch«, kam die Antwort des biederen Soldaten. »Das ist ein kleiner Grenzfluß in Galizien, Kaiserliche Hoheit«, beeilte sich der begleitende Militärarzt hinzuzufügen.

Falscher Ruhm

Um 1919 wurde der französische Politiker Clemenceau um ein Haar das Opfer eines Revolverattentats. Doch das Glück wollte, daß die Kugel neben der Aorta steckenblieb und der Arzt sie entfernen konnte. Clemenceau überlebte und meinte später zu seinem Retter: »Diese Operation ist eigentlich ein schlechtes Geschäft für Sie gewesen. Wenn ich jetzt wieder gesund werde, wird kein Mensch mehr von Ihnen reden. Wäre ich an der Kugel krepiert, dann hätte es geheißen, Sie hätten mich umgebracht.«

Der Kenner

Der Schriftsteller Carl Zuckmayer erzählt die Geschichte von Stefan Zweig, der bei den Vorbereitungen zu seiner Biographie über Marie Antoinette genaue Studien über die Zustände am Versailler Hof betrieb. Zuckmayer hörte ihm eine Weile zu und meinte dann: »Sie kennen ja den letzten Klatsch über die Leute dort und wissen so gut über jede Phimose, Lues und Gonorrhoe von damals Bescheid, daß man meinen möchte, Sie seien Hautarzt in Versailles gewesen.«

Feinde überall

Generalissimus Franco mußte sich einer Prostataoperation unterziehen, die ein Urologe aus Barcelona ausführte. Nach erfolgreichem Eingriff erklärte Franco: »Der Mann hat wahrscheinlich mein Leben um zwanzig Jahre verlängert.« Als man diesen Ausspruch dem Urologen hinterbrachte, meinte der: »Hoffentlich erzählt es der General nicht überall herum. Ich habe schon Feinde genug.«

Ein Glück

Präsident Lyndon Johnson liebte es, in der Öffentlichkeit besonders populär zu wirken. Bald nach seinem Amtsantritt mußte er an der Galle operiert werden und rief bereits im Hospital eine Pressekonferenz ein, um sich der Öffentlichkeit zu präsentieren. Ja, er schob seine Pyjamajacke hinauf, um den Fotografen die Narbe zu zeigen. Da murmelte einer der Journalisten: »Welch ein Glück, daß der Präsident nicht an den Hämorrhoiden operiert worden ist.«

Leichte Mandelentzündung

Konrad Adenauer wurde ob seiner Rüstigkeit oft bestaunt, und um so mehr nahm die Öffentlichkeit an jeder seiner Krankheiten lebhaften Anteil. Als er einmal mit schwerer Bronchitis darniederlag, übernahm es sein langjähriger Pressechef Felix von Eckardt, die Journalisten zu beruhigen. »Der Herr Bundeskanzler ist an einer leichten Mandelentzündung erkrankt«, ließ er verlautbaren. Adenauer, dem man bereits in früher Kindheit die Mandeln herausgenommen hatte, schmunzelte bei dieser Erklärung: »Den Herrn von Eckardt, den möchte ich lieber nicht als Hausarzt haben.«

Ein Jahr weitermachen

Als Adenauer 1949 das Amt des Bundeskanzlers übernahm, war er immerhin 73 Jahre alt. Als er zum zweitenmal wiedergewählt worden war, stand er, 1957, bereits im 82. Lebensjahr und glaubte, die Besorgnisse ob seines Gesundheitszustands in der Fraktion seiner Partei mit folgenden Worten zerstreuen zu müssen: »Mein Arzt hier in Bonn, meine Damen und Herren, der Herr Martini, der hat mir versichert, daß ich noch mindestens ein Jahr lang weitermachen kann.« Und nach einer kleinen Pause fügte er lächelnd hinzu: »Das hat er mir allerdings schon 1949 versichert...«

Honorare über alles

»Ich habe einerseits davon gelebt, Medikamente zu verschreiben, und andererseits davon, selbst nie eines zu nehmen.«

Bouvart

Ein Drittel genügt

Kranksein und Küchenkünste gehen nicht nur in Frankreich Hand in Hand. Aber der Franzose Lamballe hat es folgendermaßen definiert: »Ein Drittel dessen, was der Mensch ißt, genügt zum Leben. Von den übrigen zwei Dritteln leben die Ärzte.«

Im Armenhaus

Ein Hausarzt in einem der reichen Viertel von Paris pflegte durch die Küchen seiner Patienten zu schlendern und den dort Angestellten zu versichern: »Liebe Freunde, ich muß euch von Herzen immer wieder danken. Wir Ärzte wären gewiß längst im Armenhaus, wenn es euch nicht gäbe.«

Essen lassen

Der junge neue Arzt auf dem Lande hat sich etabliert und wartet ergeben auf den ersten Patienten, der den Weg zu ihm findet. Aber es erscheint nur die Sprechstundenhilfe und fragt: »Die Nachbarskinder sind im Garten und essen die unreifen Pflaumen. Soll ich sie wegjagen?« »Aber nein, meine Liebe, lassen Sie sie nur in aller Ruhe essen.«

Der dicke Akzent

Unter den vielen Medizinern, die in den dreißiger Jahren nach den USA emigrieren mußten, befanden sich auch zahlreiche Wiener. Besonders die von dort stammenden Psychiater waren, da aus der Wiege Sigmund Freuds stammend, besonders gefragt. »Und je dicker der Wiener Akzent ist, um so höhere Honorare können wir erwarten«, hieß es.

Lebenswichtig

Ein Chirurg läßt eine Patientin seine Diagnose wissen: Blinddarmentzündung. Als die Dame daraufhin fragt: »Ist der Blinddarm eigentlich ein lebenswichtiges Organ?« kann der Arzt nur lächelnd antworten: »Für die Chirurgen schon.«

Schnelle Heilung

Eine vornehme Dame erscheint in der Ordination und möchte bei dem berühmten Professor als Privatpatientin behandelt werden. »Meine Gnädige«, äußert sich der Arzt, »das ist natürlich mit gewissen Kosten verbunden, nicht wahr?«
»Aber das spielt überhaupt keine Rolle«, unterbricht ihn die Patientin und läßt die Ringe an ihren Händen funkeln. »Fünfhundert Mark ist mir eine rasche Heilung schon wert.«
»Tausend Mark«, korrigiert der Professor ganz ruhig. »Aber wer hat Ihnen etwas von rascher Heilung erzählt?«

Ergänzungsbedürftig

Zum Professor kommt ein alter Herr, ebenso reich wie geizig, um sich untersuchen zu lassen. Nachdem er alles über sich hat ergehen lassen und ein langes Rezept in Empfang genommen hat, wendet er sich an den Arzt: »Ich bin ein alter Mann, der vielleicht nicht mehr lange zu leben hat. Wenn Sie mir Ihre Liquidation schicken, will ich nicht sogleich bezahlen, sondern Sie in meinem Testament bedenken.«
»Das ist mir schon recht«, sagt der Arzt. »Aber dann möchte ich das Rezept noch einmal kurz haben, um etwas zu ergänzen.«

Aller guten Dinge sind zwei

»Gott ist hoch zu preisen«, sprach der Laryngologe. »Er hat den Menschen mit zwei Tonsilben ausgestattet – das Stück zu zweihundert Mark.«

So oder so

Bäuerlicher Patient zum Arzt, der wegen der Zahlung mißtrauisch geworden ist: »Diesen Hundertmarkschein bekommen Sie, Herr Doktor, ob Sie meine Frau heilen oder umbringen.«
Die Frau stirbt, der Arzt verlangt sein Geld.
»Haben Sie denn meine Frau geheilt?«
Der Arzt verneint mit Bedauern.
»Haben Sie meine Frau umgebracht?«
Der Arzt weist dies mit Entrüstung von sich.
»Na, dann haben Sie auch keinen Anspruch auf das Geld.«

Die Gräte

Ein berühmter Finanzmann, der eine Gräte verschluckt hat, wird von einem berühmten Chirurg vorm sicheren Erstikkungstod gerettet. Auf die Frage nach der Honorarforderung antwortet der Arzt: »Geben Sie mir den dritten Teil dessen, was Sie mir geben wollten, als Sie die Gräte noch im Hals hatten.«

Die Nachtfahrt

Vom Kirchturm des französischen Städtchens hat es Mitternacht geschlagen. Alles liegt im tiefen Schlaf. Da schlägt die Nachtglocke des Arztes an, und jemand pocht heftig an die Tür. Der Doktor fährt aus dem Bett und öffnet das Fenster.
Er hört: »Wieviel verlangen Sie für den Nachtbesuch bei einem Schwerkranken, zehn Kilometer von hier entfernt?«
»Jetzt? Mitten in der Nacht? Hundert Francs.«
»Abgemacht, aber kommen Sie rasch.«
Der Arzt macht sich fertig, holt das Auto. Sie fahren los. Nach zehn Kilometern auf dem Marktplatz des Nachbarorts, läßt der Fremde halten und steigt aus.
»Wo ist der Kranke?« will der Arzt wissen.
»Der existiert nicht, Herr Doktor, verzeihen Sie. Hier sind Ihre hundert Francs. Die Taxichauffeure wollten alle mehr als hundertfünfzig Francs für die Fahrt haben, und da bin ich natürlich lieber mit Ihnen gefahren. Gute Nacht.«

Späte Spritze

Spät nachts wird der Professor zu einem Kranken gerufen, dem er mit einer schmerzstillenden Spritze spürbare Linderung verschaffen kann.

Der Patient lächelt schwach. »Daß Sie noch so spät gekommen sind, rechne ich Ihnen hoch an.«
»Ich Ihnen auch«, murmelt der Arzt.

Der Grund

Der strenge Arzt verordnet: »Von morgen ab keinen Alkohol mehr, keinen Tabak, keine Lokale, kein Kino, kein Theater.«
»Aber was soll ich denn überhaupt tun, wenn Sie mir alles verbieten, Herr Doktor?«
»Sparen, um meine letzten Rechnungen endlich zu bezahlen.«

Sichere Hände

Der Chirurg soll einen reichen Geschäftsmann operieren, aber der wohlhabende Patient versteht es, immer wieder die Frage des Honorars aufzubringen und um dessen Höhe zu feilschen.
»Gut«, schließt der Arzt die Debatte. »Dann lassen Sie sich eben von meinem Assistenten operieren.«
»Aber niemals«, widerspricht der reiche Patient. »Niemand hat so sichere Hände wie Sie, Herr Professor.«
»Wie soll ich sichere Hände haben«, antwortet der Doktor, »wenn ich um mein Honorar zittern muß.«

Der Groschen

Geschickt zog der Laryngologe Langenbeck einem Kinde einen Groschen aus dem Schlund und überreichte mit eleganter Gebärde die Münze dem danebenstehenden Vater.
»Ach, bitte, behalten Sie sie nur, Herr Professor«, wehrte der Vater ab.

Gelungen

Der Landarzt wird zu einem betagten Patienten gerufen, der sein letztes Stündlein nahen fühlt. Er hat aber nichts weiter als einen gewaltigen Schnupfen und läßt sich vom Arzt wieder beruhigen. Da er sehr geizig ist, sagt er dem Arzt, er würde in Zukunft auch ohne ihn wieder gesund werden und brauche ihn nicht mehr. Daher wolle er ihn gleich bezahlen. Spricht's und zieht unter dem Bett einen Karton hervor, angefüllt mit Geldscheinen.
Der Arzt ist erstaunt: »Hat man Ihnen denn noch niemals etwas geraubt?« fragt er.
»Nein, niemals«, ist die Antwort. »Sie sind der erste, dem dies heute gelungen ist.«

Die Zigarre

Der berühmte Chirurg wird ins Haus des Industriellen gebeten, um die Gemahlin wegen einer bevorstehenden gefährlichen Operation zu untersuchen. Der Ehemann langt in die Zigarrenkiste und überreicht dem Mediziner eine teure Havanna. Tage später, nach gelungenem Eingriff, wird der Chirurg jedoch mit einer Zigarre von viel minderer Qualität bedacht. Der Arzt stutzt und meint nachdenklich: »Also, so gut geht es Ihrer Frau doch noch nicht.«

Der Arme

Der Philosoph Schleiermacher hatte sich von dem königlich-preußischen Leibarzt Gräfe behandeln lassen und schickte ihm als Honorar vier Louisdor. Das schien dem Leibarzt entschieden zu wenig und er schickte die Goldstücke zurück mit folgenden Zeilen: »Arme kuriere ich umsonst, Wohlhabende zahlen mich

nach der Medizinaltaxe, und Reiche honorieren mich nach Belieben anständig.«
Schleichermacher antwortete umgehend:
»Mit Dank erhielt ich die vier Louisdor zurück. Der arme Schleiermacher.«

Viel Verlangen

Leopold Schönbauer, Wiener Chirurg, der auch als Buchautor mit einem Werk über das »medizinische Wien« hervortrat, wird folgende »Regel« zugesprochen:
»Wenn dir ein Patient gestorben ist, mußt du viel verlangen. Erstens, weil er ja nicht wiederkommt, und zweitens, weil die Hinterbliebenen vielleicht sonst glauben, du hättest etwas falsch gemacht.«

Weder noch

Ein anderer Wiener Chirurg, Gussenbauer, war auch der Arzt einiger Mitglieder der kaiserlichen Familie. Als er nach der Operation eines Erzherzogs gefragt wurde, ob er als Honorar den Franz-Joseph-Orden oder zehntausend Gulden überreicht haben wolle, meinte er: »Weder das eine noch das andere. Weil ich nämlich zwanzigtausend Gulden bekomme.«

Falsche Diagnose

»Haben Sie schon einmal eine falsche Diagnose gestellt?«
»Ja, einmal. Ich habe einem Kranken, der ein wenig an Fettsucht litt, gesagt, daß seine Krankheit nur eingebildet sei. Er brauche gar keinen Arzt, sondern solle sich nur etwas Bewegung machen.«

»Und war er denn wirklich krank?«
»Nein, das nicht. Aber er war Millionär.«

Leidensgefährten

Das langjährige Dienstmädchen einer wohlhabenden Familie erklärt eines Morgens, krank zu sein, und steht einfach nicht auf. Der alte Hausarzt wird gerufen und fragt: »Aber, meine Liebe, was ist denn mit Ihnen, wo fehlt's denn?«
»Ach, Herr Sanitätsrat«, erwidert sie, »eigentlich fehlt mir gar nichts. Aber ich ärgere mich so, weil ich schon ein halbes Jahr meinen Lohn nicht bekommen habe. Und da habe ich mir gesagt: Heute bleibst du einfach mal im Bett.«
Schmunzelnd meint der Sanitätsrat: »Dann rücken Sie nur ein bißchen zur Seite, meine Liebe, ich lege mich zu Ihnen!«

Schneider

Zu dem Berliner Geheimrat Bumm kam die Gattin eines reichen Konfektionärs, um den bekannten Frauenarzt und Chirurgen um Rat zu fragen. Natürlich sprachen sie auch über das Honorar.
»Ja, bedenken Sie, daß mein Mann eigentlich nur ein ganz simpler Herrenschneider ist.«
Bumm lächelte: »Gnädige Frau, Kollegen zahlen bei mir immer halbe Preise.«
»Wieso Kollegen...?«
»Nun, Ihr Gatte ist Herrenschneider, ich – Damenschneider.«

Quitt

Der Berliner Arzt Heim erhielt von einem gewitzten Zigarrenhändler unaufgefordert eine Kiste Zigarren. Der Sendung war eine Rechnung über 25 Mark beigefügt sowie folgende Zeilen: »Darf ich mir erlauben, Ihnen beiliegend diese Zigarren zu schicken. Ich gehe gewiß nicht fehl in der Annahme, daß Ihr bekannter ausgezeichneter Geschmack sie zu würdigen wissen wird.«
Heim machte sich sogleich an die Antwort:
»Ich habe zwar nicht das Vergnügen gehabt, von Ihnen konsultiert zu werden, aber ich erlaube mir, Ihnen fünf Rezepte zu schicken, in der Gewißheit, daß Sie damit so zufrieden sein werden wie ich mit Ihren Zigarren. Da ich pro Rezept fünf Mark berechne, sind wir nunmehr quitt.«

Absitzen

Der Hals-, Nasen- und Ohrenarzt X. in Berlin hatte unter den Mitgliedern der Staatsoper zahlreiche Patienten. Trotz der hohen Gagen, die sie teilweise erhielten, versuchten manche von ihnen, die Arzthonorare zu umgehen, indem sie dem Mediziner Freikarten für Aufführungen, in denen sie sangen, übersandten. Das brachte X. in Rage: »Wenn ich alle Stunden, die ich dabei absitzen muß, auch noch in Rechnung stellte, müßten diese Leute sich heiser singen, um mich bezahlen zu können.«

Später Nobelpreis

Höchster Ruhm und zudem ein stattlicher Geldbetrag sind bis heute mit dem Nobelpreis verbunden. Der Bakteriologe Wagner-Jauregg hat lange auf diese Auszeichnung warten müssen: »Den Nobelpreis für Medizin verleiht das karolinische Institut der Universität Stockholm, welches unserem medizinischen Professorenkollegium entspricht. Über meinen Vorschlag mußte natürlich der dortige Professor für Psychiatrie, Gadelius, referieren, der sagte, er könne sich nicht entschließen, einem Arzt, der einem Paralytiker noch Malaria einimpfe, den Nobelpreis zu verleihen, denn der sei in seinen Augen ein Verbrecher. So mußte ich warten, bis der alte Herr in Pension ging. 1927 habe ich den Nobelpreis dann bekommen.«

Der Witz der Berühmten

»Der Ruhm der Ärzte gleicht dem Ruhm der Schauspieler, die nur so lange existieren, als sie leben, und deren Begabungen nicht mehr gewürdigt werden, wenn sie verschwunden sind. Ärzte, Schauspieler, Sänger und Musiker sind die Helden des Augenblicks.«

Honoré de Balzac

Der beste Arzt

Galenos, einer der berühmtesten Ärzte des Altertums, hat folgendermaßen definiert: »Der beste Arzt ist die Natur. Sie heilt nicht nur drei Viertel aller Krankheiten, sie spricht auch nie schlecht über die Kollegen.«

Das Teerwasser

Dr. John Hill, gestorben als Aufseher der königlichen Gärten in Kew, bewarb sich, ehe sein literarischer Ruf begründet war, um die Aufnahme in die Sozietät der Wissenschaften in London und wurde abgewiesen. Aus Rache sandte er unter dem angenommenen Namen eines Arztes aus der Provinz die Erzählung über eine Kur, die er kürzlich gemacht habe, an die Sozietät. »Ein Matrose«, schrieb er, »brach sich ein Bein. Zufällig war ich gegenwärtig. Ich fügte die Teile des gebrochenen Beins genau zusammen, und nachdem ich sie stark mit Bindfaden umwickelt hatte, begoß ich sie fleißig mit Teerwasser. In kurzer Zeit spürte der Matrose die heilende Wirkung des Mittels und bediente sich seines Beins wie zuvor.«
Zur selben Zeit hatte Barkeley, Bischof von Cloyen, sein Buch über die Wirkung des Teerwassers erscheinen lassen, ein Werk,

das viel Aufmerksamkeit erregte und die Ärzteschaft in zwei Lager spaltete. So kam es, daß der Bericht über die wundersame Heilung des Matrosen in einer öffentlichen Versammlung der königlichen Akademie verlesen wurde und man sich daraufhin erneut über das Für und Wider der Teerwassertherapie stritt. Manche sahen die Bestätigung der gerade erkannten Heilkraft; andere hingegen blieben skeptisch und glaubten, das Bein sei entweder nicht gebrochen gewesen oder die Heilung nicht so »stehenden Fußes« erfolgt.
Es wurde gestritten und publiziert, und nach einer Weile erhielt die Akademie einen zweiten Brief des Provinzarztes, in dem es hieß: »Ich vergaß Ihnen in meinem ersten Schreiben mitzuteilen, daß es sich bei dem Bein des Matrosen um ein Holzbein handelte.«

Arsenik

Der in Berlin wirkende Geheimrat Ernst Ludwig Heim ist einer der populärsten deutschen Ärzte gewesen und hat unzählige Anekdoten hinterlassen, die mit seinem Namen verknüpft sind.
Bei seinen Therapien wandte er oft Arsenik an, was seinen Kollegen Hufeland zu der skeptischen Frage veranlaßte: »Was werden Sie erwidern, lieber Kollege, wenn Gott dereinst Rechenschaft fordert wegen dieses verwegenen Spiels mit dem starken Gift?«
»Ich werde erwidern«, antwortete Heim lachend und klopfte dabei Hufeland auf die Schulter, als spräche er zum Herrgott, »Alter, das verstehst du nicht.«

Zunge heraus

Einige Berliner Studenten wollten Heims gerühmte Sicherheit in der Diagnostik erproben. Einer von ihnen hatte sich ins Bett zu legen und die ihm aus dem Kolleg bekannten Symptome einer Krankheit herzubeten.
Heim erschien und sagte: »Strecken Sie die Zunge heraus!« Als dies geschehen war, drehte sich Heim um und sagte laut und vernehmlich: »Und nun können Sie mich mal.«

Spätes Honorar

In einer Gesellschaft wurde ein Arzt gepriesen, der ein braver Mann sei, weil seine Patienten kein Honorar zahlen müßten.
»Das ist schon möglich«, bemerkte Heim, »das Honorar zahlen eben die Hinterbliebenen.«

Fremdwörter

Eine wenig gebildete Dame erschien beim alten Heim und erklärte, sie habe eine Explosion nach Berlin unternommen, um ihn zu insultieren, weil sie an Konfektionen am Kopfe leide.
Darauf Heim: »Dann schicken Sie mal rüber in die Hypotheke und lassen Sie sich Rhinozerosöl geben.«

Der Husten

Als ein Offizier bei Heim über seinen schlimmen Husten klagte, untersuchte ihn Heim eingehend und wiegte bedenklich den Kopf: »Entweder kommt der Husten aus der Lunge, oder er kommt vom Saufen. Über Ihre Lunge kann ich Sie völlig beruhigen.«

Immer langsam

Ein wohlhabender Berliner Bürger mußte sich einen Zahn ziehen lassen und erfuhr von Heim, daß er dreißig Taler dafür zu zahlen habe.
»Was?« rief er empört. »Für ein paar Sekunden Arbeit ein solches Honorar?«
»Wenn es Ihnen lieber ist«, entgegnete Heim, »kann ich Ihren Zahn auch ganz, ganz langsam ziehen.«

Wieder in der Mitte

Heim, obwohl kein gebürtiger Berliner, war berühmt ob seiner Schlagfertigkeit. Einst wurde er von einer Gräfin konsultiert, die gar nicht aufhören wollte, zu klagen. »Mein Hausarzt hat mir empfohlen, morgens immer ein Glas kaltes Wasser zu trinken, dann eine Tasse Kaffee und danach wieder ein Glas kaltes Wasser. Nun sage ich Ihnen, Herr Geheimrat, heute morgen habe ich das erste Glas Wasser vergessen und gleich den Kaffee getrunken. Kann mir das etwa schaden?«
»Meine Gnädige«, erwiderte Heim ernsthaft, »am besten wäre es, wenn Sie nach Hause fahren und ein Klistier mit kaltem Wasser geben. Dann ist der Kaffee wieder in der Mitte.«

Volksmittel

Als dem alten Heim eine Dame, die häufig an Kopfschmerzen litt, einmal verschämt gestand, daß sie ein Volksmittel anwende, nämlich Sauerkraut auf den Kopf zu legen, rief Heim begeistert: »Ganz ausgezeichnet! Aber wenn es wirklich helfen soll, müssen Sie eine Bratwurst obenauf tun.«

Griff nach dem Puls

In hohem Alter befand sich Heim bisweilen in leicht alkoholisiertem Zustand. Als er einmal in solcher Verfassung zu einem Kranken gerufen wurde, wollte er nach dessen Puls greifen, faßte aber die eigene Hand und begann zu zählen. »Dem Mann fehlt überhaupt nichts«, konstatierte er nach einer Weile, »er ist nur total besoffen.«

Nicht weitersagen

Ein anderes Mal wurde Heim von seinem gut besetzten Stammtisch weg zu einer reichen und vornehmen Gräfin gerufen, zu der er sich reichlich schwankenden Fußes begab. Wenn er auch die Patientin nicht ganz deutlich erkannte, so merkte er doch, daß da eine blasse und elend aussehende Person in den Kissen lag, die vor sich hinstöhnte und seufzte.
Heim will ihr den Puls fühlen, ergreift aber wiederum die eigene Hand und murmelt verlegen: »Ziemlich betrunken.«
»Ja, Herr Doktor«, haucht es aus den gräflichen Kissen, »das stimmt leider. Aber, bitte, sagen Sie es nicht allen Leuten, das schadet meinem Ruf.«

Das Rindvieh

Karl Thiersch, der große Leipziger Chirurg, führte mit einem sehr wohlhabenden Mann, der ihn wegen einer Gallenoperation konsultierte, ein Gespräch, das damit endete, daß Thiersch dem Patienten den berühmten Pariser Chirurgen Doyen empfahl. Nun wollte der reiche Mann wissen, ob eine Empfehlung für den berühmten Mediziner vonnöten sei.
»Keineswegs«, erwiderte Thiersch. »Sie gehen einfach in seine Sprechstunde und stellen sich vor. Dann fragt Doyen Sie, wo Sie

wohnen. Und wenn Sie dann sagen: Leipzig –« Thiersch hielt inne und sah seinen Besucher an, der ihn erstaunt fragte: »Was dann...?«
»Dann wird er sagen«, fuhr Thiersch fort, »Sie Rindvieh, warum lassen Sie sich denn nicht von Thiersch in Leipzig operieren?«

Schlußwort

Thiersch, ein brillanter Formulierer, liebte es, seine Meinung in kurzen, geschliffenen Sätzen zum Ausdruck zu bringen. Auf einem Chirurgenkongreß beendete er eine sich lange hinschleppende Diskussion über Schußverletzungen mit den folgenden Worten: »Meine Herren, lassen wir die Schußwunde offen und schließen wir die Diskussion.«

Werbung

Der berühmte Berliner Internist Theodor Frerichs heiratete in späten Jahren seinc langjährige Hausdame. Er machte ihr den Antrag mit folgenden Worten: »Meine Liebe, wollen Sie meine Witwe werden?«

Die Rache

Der englische Chirurg Lord Lister wurde mitten in der Nacht unnützerweisc zu einem reichen Patienten gerufen. Nach der Untersuchung fragte er scheinheilig: »Haben Sie Ihr Testament gemacht?«
Der Patient erbleichte und fragte: »Glauben Sie etwa...?« Der Doktor antwortete: »Lassen Sie den Notar kommen und Ihre beiden Söhne.«

»Halten Sie meinen Zustand für so ernst?« fragte der Patient. »Keineswegs. Aber ich möchte nicht der einzige Dummkopf sein, der heute nacht völlig nutzlos aus den Federn gejagt worden ist.«

Vorsichtshalber

Der Mediziner Pettenkofer hat sich um die Entwicklung der Hygiene unerhört verdient gemacht. Das war ein schweres Unterfangen, aber er ließ nichts unversucht, durch Aufklärungsvorträge das allgemeine Bewußtsein für die öffentliche Sauberkeit zu propagieren. Auch beim Militär hielt er solche Vorträge, und nach einem dieser Auftritte fragte er einen Sergeanten: »Was machen Sie, um das Trinkwasser keimfrei zu machen?« – Antwort: »Das Wasser wird zunächst gekocht und dann auch noch filtriert, Herr Professor.« – »Und was geschieht dann?« fragte Pettenkofer. – »Dann trinken wir vorsichtshalber Bier, Herr Professor!«

Entdeckungen

In Bernard Shaws »Der Arzt am Scheideweg« finden sich zahlreiche treffende kritische Anmerkungen zur Profession der Mediziner. So: »Ihre Entdeckung, Herr Kollege, ist höchst neu und originell, und seit dreißig Jahren hat sie niemand mehr gemacht.«
Der angelsächsische Mediziner L. J. Harris hat über die medizinischen Entdeckungen eine Dreistufentheorie aufgestellt: »Wenn man eine Entdeckung bekanntgibt, sagen die Leute: ›Das ist nicht wahr.‹ Wenn sich ihnen eine Zeitlang später die Wahrheit aufgedrängt hat, so daß die Entdeckung nicht mehr zu leugnen ist, dann sagen sie: ›Das ist gar nicht so wichtig.‹ Und wenn man allmählich begreift, daß die Entdeckung tatsächlich außer-

ordentlich wichtig gewesen ist, dann sagen sie: ›Das ist weiter nichts Neues.‹«
Benjamin Franklin hatte auf dieses Problem eine einfache Antwort. Er war anwesend, als jemand eine rein wissenschaftliche Entdeckung machte. Ein weiterer Zeuge zuckte nur mit den Schultern und meinte zweifelnd: »Aber was nützt das denn?« Worauf Franklin mit der Gegenfrage konterte: »Was nützt denn ein neugeborenes Kind?«

Bürger und Zelle

Rudolf Virchow war ein ebenso brillanter Forscher wie streitbarer Politiker, der bereits 1858 in seiner Zellularpathologie Vergleiche zwischen Körper und Staat zog: »Der Körper ist ein Zellenstaat, in dem jede Zelle einen Bürger darstellt. Krankheit ist lediglich ein Konflikt der Bürger dieses Staates, den die Einwirkung äußerer Kräfte herbeiführt.«

Das Duell

Virchow saß oft im Reichstag und geriet wegen Fragen der Sozialgesetzgebung mit Bismarck häufig in heftige Kontroversen. Die Fama will wissen, daß Bismarck eines Tages so erregt war, daß er Virchow zum Duell forderte. Als Herausgeforderter hatte Virchow die Wahl der Waffen und erschien, in der Hand zwei Würstchen. »Eines der beiden«, erklärte er beiläufig, »ist mit tödlichen Cholerabakterien geimpft, das andere völlig harmlos. Bitte wählen Sie, Durchlaucht, und wir werden gemeinsam essen.«
Bismarck, heißt es, habe das Duell rasch abgebrochen.

Vaterländer

Henri Pasteur hatte vor dem deutsch-französischen Krieg den Ehrendoktor der Universität Bonn erhalten. Nach der Niederlage 1870/71 schickte er die Promotionsurkunde dorthin zurück mit den Worten: »Die Wissenschaft hat kein Vaterland, aber der Wissenschaftler sehr wohl!«

Schnelle Schnitte

Der Chirurg Bernhard Langenbeck hatte eine stupende Operationstechnik, und ein Augenzeuge berichtete: »In einer klinischen Vorlesung sollte einmal eine Amputation des Oberschenkels vorgenommen werden. Als Langenbeck sich das Messer geben ließ, nahm mein Nachbar, der kurzsichtig war, seinen Kneifer von der Nase, um ihn zu polieren; aber als er das Glas auf die Nase zurücksetzte, war das Bein schon ab.«

Nicht gefährlich

Scharenweise kamen die Patienten zu Langenbeck, um sich von ihm, dem berühmten Chirurg, operieren zu lassen. Einen besonders ängstlichen unter ihnen, der sich erkundigte, wie gefährlich denn der Eingriff zu werden drohe, beruhigte der Mediziner mit den Worten: »Hören Sie, für die lächerlich niedrigen Honorare, die ich erhalte, liefere ich überhaupt keine gefährlichen Operationen.«

Welches Wunder

Ferdinand Sauerbruch und August Bier waren die beiden Berliner Koryphäen in den zwanziger und dreißiger Jahren, und Scharen von Anekdoten sind von ihnen überliefert. Sauerbruchs chirurgisches Credo wird folgendermaßen überliefert: »Ein Chirurg ist ein Mann, der sich täglich darüber wundert, wieviel man von einem Menschen wegschneiden kann, ohne ihn umzubringen.«

Ganz verdummt

Geheimrat August Bier war im Gegensatz zu dem temperamentvollen Sauerbruch ein eher stiller, zurückhaltender Mensch, der sich mit der nötigen Selbstironie charakterisierte: »Man hat mir übelgenommen, daß ich mich auch mit anderen Dingen als der Chirurgie abgebe. Offenbar glaubt man, daß die Chirurgie auf den Menschen so verdummend wirkt, daß er zu nichts anderem mehr zu gebrauchen ist.«

Nach hundert Jahren

Der junge und rasch berühmt gewordene Sauerbruch ließ sich von Max Liebermann porträtieren – ein langwieriges Unternehmen, das Sauerbruch nur ungern erduldete. Liebermann ermahnte ihn mit folgenden Worten: »Sauerbruch, wenn Sie 'n Fehler machen, dann deckt den der jrüne Rasen. Eeen Fehler von mir hängt noch nach hundert Jahren an der Wand.«

Adams Nachkomme

August Bier stellte bei einem Patienten, der Pfarrer war, fest, daß ihm ein Rippenpaar fehlte. Der Pfarrer war ganz erschrokken und fragte: »Ja, Herr Professor, was soll denn wohl das bedeuten?«
Bier besah sich nochmals die Stelle und erwiderte: »Also, lieber Herr Pfarrer, Sie sind ja bibelbewanderter als ich. Offensichtlich muß ich hier einen direkten Nachkommen von Adam vor mir haben, oder?«

Zu viele Cocktails

Sauerbruch reiste durch die Vereinigten Staaten, wurde sehr gefeiert und von Party zu Party gereicht. In den Hospitälern wurde er mit immer neuen und vermeintlich modernen Methoden der Blinddarmoperation bekanntgemacht, die damals in den USA als eine Modeerscheinung grassierten. Bei der Heimkehr nach seinen Eindrücken befragt, antwortete er: »Viel zu viele Cocktails und viel zu viele Appendizitis.«

Gefährliche Berühmtheit

August Bier genoß es, ein berühmter Chirurg zu sein, aber er verkannte auch die Gefahren dieses Ruhms nicht: »Wenn ich einmal akute Blinddarmentzündung bekommen sollte, kann ich mich jederzeit auf eine Bank im Tiergarten legen und warten, bis man mich im Unfallwagen in ein Krankenhaus schafft. Irgendein kleiner Doktor wird mich untersuchen, operieren und ich werde wieder gesund. Wenn man hingegen bemerkt, daß der berühmte Geheimrat Bier Bauchschmerzen hat, wird es heißen: Den müssen wir sofort zu Sauerbruch schaffen. Bis man Sauerbruch aber gefunden hat und bis er mich dann wirklich operiert, wird soviel Zeit vergehen, daß der Blinddarm durchgebrochen ist und ich die schönste Bauchfellentzündung habe. Wenn Sauerbruch also endlich erscheint, bin ich vielleicht schon tot.«

Hast Du

Sauerbruch, so gefürchtet seine Autorität und seine Bissigkeit waren, hatte im eigenen Familienkreis nichts zu lachen. Bei Tisch wurde über den Tod eines der engsten Mitarbeiter Sauerbruchs, des Doktor Schumacher, gesprochen, als der älteste Sohn des Hauses innehielt, auf den Vater blickte und fragte: »Hast du ihn etwa operiert?«

Etwas Großes

Gottfried Benn, Dichter und Dermatologe, war in den zwanziger Jahren eng mit der Dichterin Else Lasker-Schüler befreundet, zu der er, ganz in Gedanken verloren, sagte: »Ich möchte einmal etwas ganz Großes, etwas ganz Reines vollbringen.« Die Lasker-Schüler meinte: »Dann waschen Sie doch einen Elefanten.«

Zwischendurch

Der Wiener Psychiater Erwin Stransky wurde nach 1945 gefragt, warum er eigentlich nie Ordinarius geworden sei. Seine Antwort: »Bis zu meinem vierzigsten Lebensjahr war ich zu jung, nach meinem fünfzigsten Lebensjahr zu alt. Und dazwischen, da war ich Jude...«

Das fünfte Kind

Arthur Cronin, der englische Schriftsteller, war Mediziner, bevor er zu Weltruhm gelangte. Auf die Umfrage einer englischen Zeitung zum Thema Geburtenregelung und Familienplanung angesprochen, erwiderte er: »Von mir können Sie keinen überzeugend klingenden Beitrag zur Geburtenregelung erwarten. Ich war das fünfte Kind in der Familie...«

Gegen Schnupfen

Als Alexander Fleming gemeinsam mit zwei anderen Medizinern 1945 den Nobelpreis für die Entdeckung des Penicillins erhielt, erschien er zur Preisverleihung im winterlichen Stockholm mit einer schweren Erkältung. Mit roter Nase, hustend und mit fiebrigen Augen ließ er sich vom Empfangskomitee begrüßen, und eines der schwedischen Mitglieder bemerkte teilnehmend: »Also, gegen Schnupfen hilft es offenbar nicht...«

Von den kranken Seelen

»Die Psychoanalyse ist jene Geisteskrankheit, für deren Therapie sie sich hält.«

Karl Kraus

Kaum ein Unterschied

Mehrere bekannte Psychiater können das Bonmot für sich in Anspruch nehmen, mit dem sie ihren eigenen Berufsstand charakterisieren: »Der Irrenarzt unterscheidet sich in den allermeisten Fällen lediglich durch den akademischen Grad.«

Weg ins Kinderland

Zu den geistreichen Spöttern, die immer wieder die Psychoanalyse und ihren Schöpfer Sigmund Freud aufs Korn nahmen, gehörte Karl Kraus in Wien. »Wenn ich es mir reiflich überlege«, bemerkte er bissig, »dann möchte ich den Weg zurück ins Kinderland doch eher mit Jean Paul als mit Sigmund Freud unternehmen.«

Damit es nicht mehr stört

Freud selbst hat sich immer wieder bemüht, das Wesen der von ihm entdeckten Psychoanalyse allgemein verständlich zu machen. Dazu diente ihm folgendes Beispiel: »Nehmen wir an, unter den Zuhörern, die meinen Ausführungen mit so großer Aufmerksamkeit folgen, ist ein Mann, der uns durch Lärmen stört. Wir versuchen, ihn zum Schweigen zu bringen. Er lärmt aber weiter, worauf ihn einige Zuhörer zur Tür hinauswerfen. Nicht anders ist es mit der Verdrängung: Etwas, das zu störend ist, um akzeptiert zu werden, wird aus dem Bewußtsein verwiesen. Nun will der Mann vor der Tür aber zurückkommen. Daraufhin geht einer der Zuhörer vor die Tür und sagt ihm: ›Wenn Sie versprechen, ruhig zu sein, lassen wir Sie herein.‹ Genau das gleiche machen wir mit der Analyse. Wir lassen das Verdrängte wieder herein, aber so, daß es nicht mehr stört.«

Unbewußte Witze

Freud hat in seinem Buch »Der Witz und seine Beziehung zum Unbewußten« zahlreiche schlagende Beispiele dafür gegeben, wie offensichtlich klare Fehlleistungen sich auch in sprachlichen »Fehlleistungen« (sprich: Versprechern) äußern können: »Eine Reihe solcher Versprecher sind im Grunde Selbstentlarvungen. So kam in meine Sprechstunde ein Patient mit der Bemerkung: ›Ich befinde mich in einer großen Verlogenheit – ich meine Verlegenheit.‹ Er war aber in beiden. – Ein anderer sagte, er sei Betriebsprüfer, und meinte auf die Frage, was er prüfe: ›Die Betrüger – vielmehr die Betriebe.‹ – Und schließlich sagte ein Patient zu mir, dem ich bei Gericht geholfen hatte, so daß er den Prozeß gewann: ›Vielen Dank, Herr Prozessor!‹ – Als ich heute morgen, am Tage, als ich dies schreibe, der Beerdigung eines väterlich mir zugetanen älteren Fachgenossen beiwohnte, sagte der Geistliche: ›Er war ein vornehmer Mann vom Scheitel bis zur Seele.‹ – Und er hatte recht.«

Der lichte Moment

Der Münchner Psychiater Kräpelin stellte seinen Studenten einen Größenwahnsinnigen vor, dessen Wahn es war, unermeßlich reich zu sein. Der Professor begann im Kolleg ein Gespräch mit ihm und fragte ihn nach der Größe seines Vermögens, aber der Mann weigerte sich standhaft, irgendeine Summe anzugeben. Auf die Frage, warum er denn so hartnäckig gerade diese Auskunft verweigere, obwohl er doch sonst bereitwillig über seine Verhältnisse (irre) Auskunft gegeben habe, erwiderte der Geisteskranke: »Sehen Sie denn nicht, Herr Professor, daß hier überall um mich herum diese vielen Herren sitzen, die nur darauf warten, mich anzupumpen?«
»Hier haben Sie«, erläuterte der Professor, »ein hervorragendes Beispiel für das, was wir in der Psychiatrie ›lichte Momente‹ nennen. Inmitten seiner Wahnvorstellungen gibt der Patient einer durchaus berechtigten Befürchtung Ausdruck.«

Schwerer Fall

Der Chef einer Nervenklinik führt einen Freund durch die Anstalt, und sie treffen auf einen sehr verdüstert aussehenden Herrn. »Schau mal den da«, flüstert der Besucher dem Chef zu. »Das ist offenbar ein besonders schwerer Fall?« – Der so finster dreinblickende Mann hat die Frage gehört und tritt näher: »Das kann man wohl sagen: ich bin nämlich Oberarzt hier.«

Das ist zuviel

Ein Psychiater stellt seinen Studenten einen Kranken vor: »Ich darf die Krankheit dieses Herrn ruhig in dessen Anwesenheit besprechen. Er lebt seit langem in unserer Anstalt und hat nichts dagegen. Es handelt sich um einen originären Paranoiker.«

Bei diesen Worten gibt der Patient dem Professor eine schallende Ohrfeige.
»Was fällt Ihnen ein?« ruft der Professor. »Sie waren doch völlig einverstanden, hier vorgeführt zu werden?«
»Stimmt«, antwortet der Patient. »Daß Sie mich für einen Paranoiker halten, ist ja nichts Besonderes. Aber daß Sie behaupten, ich sei ein ordinärer Paranoiker, und das allen Leuten erzählen, brauche ich mir nicht gefallen zu lassen.«

Goethe normal

Der Münchner Psychiater Kräpelin hatte mit einem Literaturhistoriker einen Disput darüber, ob der alte Goethe eigentlich noch normal gewesen sei. Der Literat vertrat die Anschauung, Goethe sei eigentlich Zeit seines Lebens nicht ganz »normal« gewesen, weil dies mit dem Wesen des Genies eigentlich unvereinbar sei. Kräpelin pflichtete ihm insofern bei, als für ihn, Kräpelin, im zweiten Teil des »Faust« bereits Symptome von Gehirnerweichung spürbar seien. Dem wollte der Literaturhistoriker nun doch nicht zustimmen, aber der Psychiater beruhigte ihn: »Mein Lieber, das verstehe ich doch besser als Sie. Solche Leute wie Goethe kommen doch jeden Tag in meine Sprechstunde.«

Richteberger

In einer Klinik wird den Studenten ein Quartalssäufer präsentiert und als wichtigstes Symptom der Gedächtnisschwund herausgestellt. Der Professor befragt den Patienten nach der Menge seines täglichen Bierkonsums.
»Na, das werden wohl so an die zwanzig Glas sein, und dazu noch einige Richteberger.«
»Einige was...?«
»Richteberger, Herr Professor.«

»Was ist das?«
»Ein sehr guter Schnaps, Herr Professor.«
»Meine Herren«, beginnt der Professor. »Hier haben wir geradezu ein Schulbeispiel von Gedächtnisschwund, wofür in der Hauptsache der überhöhte Alkoholkonsum verantwortlich zu machen ist. Nach eigenen Angaben hat der Patient durchschnittlich zwanzig Glas Bier zu sich genommen und dazu noch einige –« Und er wendet sich an den Patienten. »Wie heißt dieser Schnaps?«
Da grinst der Patient. »Und woher kommt Ihr Gedächtnisschwund, Herr Professor? Richteberger heißt der Schnaps.«

Träume

Ein Schüler Sigmund Freuds, Theodor Reik, hat öfter die scherzhafte Frage gestellt, welches ein besonders häufiger Alptraum des Psychoanalytikers sei, und sie sofort selbst beantwortet: »Er träumt, daß er einem Patienten zuhört, und als er aufwacht, stellt er fest, daß er tatsächlich einem Patienten zuhört.«

Die Mutter nicht

Ein junger Psychoanalytiker erschien bei Alfred Adler, dem Schöpfer der Individualpsychologie, um sich von dem erfahrenen Mann Rat zu holen. Er habe, klagte er, gerade einen jungen Amerikaner in Behandlung, der an einem Ödipus-Komplex leide und unbedingt mit seiner Mutter schlafen zu müssen glaube. »Was soll ich bloß tun?« fragte der junge Therapeut. »Na, sagen S' Ihrem Patienten, wenn er halt unbedingt möcht', dann soll er's halt tun«, war die Antwort. »Um Himmels willen«, erwiderte der Mann. »Was geschieht denn, wenn er es wirklich tut?« »Aber gehen S'«, beruhigte ihn der weise Adler. »Verrückt is ja nur er und net die Mutter!«

Wunderbare Nacht

Einer seiner prominenten Patienten im damaligen Wien erschien bei Adler, um sich Rat zu holen. Es war der junge russische Revolutionär Bucharin, der im Café Zentral mit Leo Trotzki Schach zu spielen pflegte. Bucharin war so erschöpft, daß er nicht mehr aus noch ein wußte. Adler empfahl ihm, er solle sich von seinen Studien erholen und sich einmal ein Mädchen nehmen. Einige Zeit später befragte Adler seinen Patienten, ob er seinen Rat beherzigt habe, und erhielt zur Antwort: »Wunderbare Nacht! Die ganze Zeit haben wir über die Kapitaltheorie von Rosa Luxemburg diskutiert!«

Immer diese Bilder

Von entgegengesetzter Phantasie war jener Patient, der sich von sexuellen Wahnvorstellungen zu heilen gedachte. Der Psychiater stellt ihn auf die Probe und malt einen Kreis. »Was sehen Sie?« fragt er. – »Einen Busen von einer schönen rothaarigen Frau«, ist die spontane Antwort. – Der Professor malt ein Viereck. »Was sehen Sie hier?« fragt er. – »Ein großes Bett mit einer schönen rothaarigen Frau«, kommt es ohne Zögern. – Der Professor überlegt und zeichnet ein Dreieck. »Und jetzt?« – Wie aus der Pistole geschossen die Antwort: »Den unteren Teil eines Bikinis von einer schönen rothaarigen Frau.« – »Aber Menschenskind, wie kommen Sie denn immer auf diese rothaarige Frau?« – Antwort: »Na, wenn Sie immer diese pornographischen Bilder malen, Herr Professor!«

Minderwertigkeiten

Eines der Forschungsgebiete Alfred Adlers war die Theorie des Minderwertigkeitskomplexes. In einem Vortrag führte er darüber aus, daß Menschen mit körperlichen Defekten danach trachten, zur Überkompensation gerade solche Organe zu beanspruchen, die bei ihnen zu schwach ausgebildet seien: Kurzatmige trainieren Langstreckenlauf, Kurzsichtige lernen Malen usw. Als Adler fortfuhr, entsprechende weitere Beispiele aufzuzählen, ertönte im Zuhörerraum eine klare Stimme: »Und die Schwachsinnigen werden Psychiater!«

Kein Idiot

Sigmund Freud war bekanntlich in seinem ärztlichen Ruf jahrzehntelang umstritten. Mit einem seiner heftigsten Feinde fand er sich überraschenderweise am Bett desselben Patienten, von dem Freud annahm, er sei eigentlich relativ normal. Er befragte ihn: »Wo befinden Sie sich?« – »In einem Spital.« – »Und wer sind diese Herren hier?« – »Das sind Ärzte.« – »Und wer bin ich?« – »Sie sind ein Idiot.« – Daraufhin drehte sich Freud zu seinem Kollegen um und meinte befriedigt: »Wie ich immer behauptet habe: der Mann ist überhaupt nicht verrückt.«

Wie Sie und ich

Der Wiener Psychiater Hans Hoff hatte ein ähnliches Einsehen, als er in einem Vortrag öffentlich bekannte: »Es ist eine irrige Annahme zu glauben, daß Geisteskranke irgendwie anders aussehen. Ich muß bekennen: diese Kranken sehen durchaus so aus wie Sie und ich, meine Herren!«

Etwas übertrieben

Der Psychiater erklärt seinem Patienten, daß die Behandlung beendet sei, die Veranlagung zur Homosexualität wäre nun beseitigt.
»Ich danke Ihnen so sehr«, jubelt der Patient. »Am liebsten möchte ich Ihnen sofort einen Kuß geben.«
»Nun übertreiben Sie nicht gleich«, sagt der Arzt. »Eigentlich dürften Sie noch nicht einmal auf meinem Schoß sitzen.«

Die Mama

Ein junger Patient kommt von der Untersuchung nach Hause und weint: »Der Doktor behauptet, ich hätte einen Ödipus-Komplex.«
»Ach, mach dir nichts draus: Ödipus, Schnödipus, gib mir rasch einen Kuß. Hauptsache ist doch, du hast die Mama lieb.«

Der Zwillingsbruder

Der Patient beginnt nachdenklich: »Ich muß da bestimmt etwas falsch gemacht haben. Die Sache ist die: ich bin ein Zwilling und habe mein Leben lang darunter sehr gelitten.«
»Und warum das?« fragt der Psychiater.
»Man hat mich immerfort mit meinem Bruder verwechselt. Immer habe ich für ihn die Prügel einstecken müssen, mußte für ihn die Stunden in der Schule nachsitzen, sogar ins Gefängnis hat man mich anstatt seiner geschickt. Man hat mich aus der Firma entlassen, und nun hat sich mein Bruder auch noch meine Frau geschnappt und ist mit ihr durchgebrannt. Das habe ich nicht länger ausgehalten. Aber ich weiß nicht, ob das so ganz richtig war.«
»Und was haben Sie mit ihm gemacht?« fragt der Arzt gespannt.

»Vor ein paar Tagen bin ich gestorben, aber ich habe ihn begraben lassen.«

Frau Müller

Ein Patient kommt in die Praxis des Psychiaters – starrer Blick, rechten Arm angewinkelt und die Hand zwischen den Knöpfen der Weste. Er stellt sich vor: »Bonaparte, Herr Doktor, ich brauche Ihre Hilfe.«
»Dann machen Sie es sich bequem, Sire«, sagt der Arzt. »Erzählen Sie von allen Ihren Problemen.«
»Ich habe im Grunde genommen keine Probleme, Doktor. Ich habe alles, was ich mir wünschen kann. Macht, Geld, Frauen, eben alles. Aber meine Frau Josephine macht mir Sorgen. Ich fürchte, sie ist nicht ganz normal.«
»Und was ist mit ihr?«
»Ich verstehe sie einfach nicht: sie behauptet steif und fest, sie sei eine ganz kommune Frau Müller.«

Ruhe ist verdächtig

Der Patient kommt in die Praxis des Psychiaters. »Mann, Sie sind ja ganz erschöpft. Was ist mit Ihnen?«
»Doktor, ich schlafe zu wenig. Meine Frau hört nachts immerfort Geräusche und weckt mich, weil sie glaubt, es seien Einbrecher.«
»Aber haben Sie ihr nicht gesagt, daß Einbrecher immer ganz leise sind, damit man sie nicht hört?«
»Hab ich, Doktor. Aber jetzt weckt sie mich dauernd, weil es im ganzen Haus so ruhig ist.«

Ein paar arme Irre

Zwei Irre sind aus der Anstalt ausgebrochen und wandern die Straße entlang. Sie finden am Wegesrand ein altes Lenkrad, mit dem sie befriedigt weiterziehen.
Sie erreichen eine Tankstelle und verlangen stolz zehn Liter Super. Der Tankwart weist sie ab: »Bei euch ist wohl 'ne Schraube locker?«
Sieht der eine Irre den anderen an und schimpft: »Immer dasselbe. Kaum hat man den Wagen, gehen schon die Reparaturen los.«

*

In der Anstalt läuft ein Irrer umher mit einer Schubkarre, die er immer verkehrt herum hält. Ein Besucher hält ihn für einen besonders schweren Fall, aber er versucht ihm klarzumachen, daß die Schubkarre doch so ganz nutzlos sei; er müsse sie umdrehen.
Grinst ihn der Irre an: »Ja, denkste. Und dann immer Steine karren, was?«

*

Ein Irrer steht mit aufgespanntem Regenschirm unter einer Brause. »Aber was soll das?« fragt ihn ein Wärter. »Warum gehen Sie mit dem Schirm da runter?«
»Ja, wissen Sie«, bekommt er zur Antwort, »ich habe nämlich mein Handtuch vergessen.«

*

Zwei Irre stehen an einem offenen Kanalschacht, gucken hinunter und zählen: »Neun – neun – neun –«
Da erscheint ein Polizist und fragt mißtrauisch: »Was machen Sie denn hier?«

Da schubsen die beiden Irren ihn in den Schacht hinunter und rufen freudestrahlend: »Zehn – zehn – zehn –«

So fängt es an

Als der neue Chef einer Nervenheilanstalt durch sein Haus geht, begegnet ihm ein Patient, den er begrüßt: »Ich bin der neue Chef.«
»Ach, wieso denn?«
»Ich bin ordentlicher Professor und Dozent an der Hochschule für Nervenheilkunde, außerdem Mitglied der Akademie der Wissenschaften –«
»Ist ja gut, lieber Mann«, fällt ihm der Patient ins Wort. »Ich weiß Bescheid. Bei mir hat es auch so angefangen.«

Ein Löffel voll

Über sein Verhältnis zu seinen Patienten hat Freud die folgende Charakterisierung gefunden: »Man muß am inneren Erleben des Patienten Anteil nehmen, ohne daß man dessen Erlebnisse alle teilt. Wenn eine Köchin wissen will, wie die Suppe schmeckt, ißt sie auch nicht einen ganzen Teller voll, sondern nimmt einen Löffel voll und kostet.«

Psychiater unter sich

Der Hamburger Nervenarzt Bürger-Prinz mußte es erleben, daß einer seiner Kollegen seinem Leben ein Ende setzte. Als man ihn fragte, ob er nicht gewußt habe, an welchen schweren Depressionen der Kollege gelitten habe, meinte Bürger-Prinz nachdenklich: »Ein Psychiater ist unter Psychiatern nicht unbedingt am besten aufgehoben.«

Dialoge mit dem Doktor

»Es geht uns Ärzten wie den Nachtwächtern. Wir kennen wohl die Straßen unseres Bezirks, aber was im Innern der Häuser vorgeht, das wissen wir leider nicht und können es nur vermuten.«
Christoph Wilhelm Hufeland

Das Ei

Der berühmte Diagnostiker fühlt seinem Patienten den Puls und sagt streng: »Sie haben trotz meines Verbots ein weiches Ei gegessen.«
Der Patient erschreckt: »Können Sie das an meinem Puls feststellen, Herr Doktor?«
Antwort: »Selbstverständlich. Das Ei enthält Schwefel und Phosphor, die zusammen mit dem Albumin die Magenwand reizen. Das überträgt sich auf den Puls.«
»Ich bewundere Sie, Herr Professor«, sagt hinterher der Assistent, »daß Sie das am Puls haben feststellen können.«
Darauf der Professor: »Unsinn. Er hatte Eigelb auf dem Hemd.«

Koffein

»Trinken Sie Kaffee?«
»Ja.«
»Kaffee ist ein langsames Gift.«
»Jawohl, Herr Doktor. Außerordentlich langsam. Ich nehme es nun schon fast achtzig Jahre.«

Deutsch und Latein

»Doktor, sagen Sie mir, ohne Umschweife und in verständlichen Worten, was mir fehlt.«
»Ihnen fehlt überhaupt nichts. Sie sind ein Fresser, Säufer und Faulenzer.«
»Danke schön, Herr Professor. Nun möchte ich es aber doch noch auf lateinisch wissen, damit ich Ihre Diagnose auch meiner Frau mitteilen kann.«

Im Freien

Eine Dame, die viel in medizinischen Büchern und Gesundheitsblättchen herumliest, erscheint bei ihrem Doktor und klagt über Schlaflosigkeit: »Ich habe heute gerade gelesen, daß man die Schlaflosigkeit kurieren kann, indem man im Freien schläft. Stimmt das?«
»Das ist im Grunde richtig. Aber man kann sie auch heilen, wenn man im Hause bleibt, Gnädigste.«

Wurzelbehandlung

»Herr Doktor, können Sie meine Schlaflosigkeit heilen?«
»Selbstverständlich. Aber zuerst müssen wir die Wurzel dieses Übels beseitigen.«
Da blickt der vergrämte Mann zum Arzt hin und fragt: »Ist das wirklich nötig, Doktor? Meine Frau hängt so an dem Baby...«

Durchsichtig

Patient kommt zum Augenarzt.
»Doktor, ich benötige eine Brille.«
»Kurzsichtig oder weitsichtig?«
»Durchsichtig.«

Dieselbe Wirkung

Der neue Patient kommt ins Sanatorium und begibt sich in den Speisesaal, wo es traditionsgemäß unerwünscht ist, über Krankheiten zu reden.
Er spricht seinen Tischnachbarn ahnungslos an: »Welche Wirkung beobachten eigentlich Sie an sich nach dem Brunnentrinken?«
Der Nachbar macht nur: »Pschschsch...«
Antwortet der Neue: »Ja, bei mir auch.«

Keine Aufregung

Der Patient kommt zur Nachuntersuchung, und der Arzt fragt: »Nun, was macht denn der Durchfall? Ich glaube, Sie haben neulich ein falsches Rezept, eines für Beruhigungspillen, mitgenommen.«
»Den Durchfall habe ich immer noch«, antwortet der Patient. »Aber ich rege mich nicht mehr darüber auf.«

Wenn ich Sie wäre

In Rom kommt ein Mann zum Arzt und läßt sich untersuchen.
»Wieviel Zigaretten rauchen Sie?«
»Ungefähr ein Päckchen.«

»Zuviel – und was trinken Sie?«
»Nun, manchmal wird es ein Liter oder mehr.«
»Ebenfalls etwas reichlich. Und wie steht's mit der Liebe?«
»Zweimal im Monat.«
»Zuwenig«, gibt der Arzt zu bedenken. »Sie sind noch in einem Alter, in dem man durchaus zweimal in der Woche –«
»Das mag sein«, unterbricht ihn der Patient. »Das können Sie sich als Arzt in Rom wohl erlauben. Aber ich – als Bischof in Mailand?«

Die Souffleuse

»Sie müssen aufhören zu trinken, zu rauchen, zu schnupfen. Sie müßten eigentlich jeden Abend um zehn Uhr im Bett liegen, und außerdem –«
»Danke, Herr Doktor, das genügt! Ich sehe aus alledem, daß Sie bereits mit meiner Frau gesprochen haben.«

Verschiedener Rat

»Warum auf Krücken?«
»Autounfall.«
»So schlimm? Kannst du auch wieder ohne Krücken laufen?«
»Mein Arzt sagt: ja. Mein Rechtsanwalt: nein.«

Wette

»Warum sind Sie eigentlich nicht beim Militär, Müller. Ein gesunder Kerl wie Sie?«
»Was weiß ich? Jedes Jahr vor der Musterung wette ich mit dem Doktor um fünfhundert Mark, daß ich tauglich bin. Keine Ahnung, warum ich die Wette niemals gewinne.«

Ehrensache

In der Universitätsstadt wird der Doktor mitten in der Nacht geweckt und schaut verschlafen aus dem Fenster. Eine wenig vertrauenerweckende Stimme erklärt mühsam: »Es geht um eine Ehrensache.«
»Na, dann wenden Sie sich doch lieber an einen Ehrendoktor«, ruft der Arzt hinunter und schließt das Fenster.

Da fehlt ja nix

Kommt der Patient zum Hausarzt und klagt über eine ganze Reihe von tatsächlichen und eingebildeten Krankheiten: im Kreuz tut's weh, der Magen drückt, und gehen kann er auch nicht mehr so recht.
Schaut ihn der Arzt kritisch an und meint: »Merkwürdig. Sie sehen eigentlich ganz wohl aus.«
Sagt der Patient beleidigt: »Kein Wunder. Im Gesicht fehlt mir ja auch nichts.«

Keine Brille

Patient kommt zum Arzt und will sich eine Brille verschreiben lassen.
»Gut«, sagt der Arzt. »Dann lesen Sie mal vor, was auf dieser Tafel steht.«
»Tafel?« wundert sich der Patient. »Ich sehe keine Tafel.«
»Ausgezeichnet«, antwortet der Arzt. »Ist auch keine Tafel vorhanden. Da brauchen Sie also keine Brille.«

Vier Musterungen

Die zukünftigen Rekruten stehen vor dem Stabsarzt aufgebaut, wie Gott sie schuf.
»Der erste, umdrehen! Bücken! Tauglich.«
Dreht sich der Mann um und sagt beleidigt: »Das hätten Sie mir auch ins Gesicht sagen können.«

*

Einer unter den nackt angetretenen Rekruten hat seine Unterhose anbehalten. Der Stabsarzt forsch: »Ziehen Sie sich ganz aus!«
Antwort: »Ist das wirklich nötig, Herr Stabsarzt? Unten bin ich bestimmt voll tauglich.«

*

Junger Patient kommt zum Arzt. Der untersucht und sagt: »Mann, Sie haben ja einen ganz schönen Herzknacks, mein Lieber. Warum sind Sie nicht zwei Jahre früher gekommen?«
»Bin ich ja. Da war ich beim Militär, und Sie auch – als Stabsarzt. Und bei der Musterung haben Sie ›verdammter Drückeberger‹ zu mir gesagt.«

*

Musterung mit den üblichen Fragen an den Rekruten:
»Können Sie Wasser lassen?«
»Was?«
»Ob Sie Wasser lassen können?«
»Ob ich was?«
»Meine Güte«, schimpft der Stabsarzt und marschiert quer durchs Zimmer zu einem Regal. Dort zeigt er auf eine Reihe von Reagenzgläsern und fragt direkt: »Mann, können Sie pinkeln?«
»Freilich. Aber nicht so weit.«

Gewichtsunterschied

»Können Sie mir Ihr bisher höchstes Gewicht angeben?«
»Eine Zeitlang beinahe einhundertneunzig Pfund, Herr Doktor.«
»Und Ihr niedrigstes?«
»Achteinhalb Pfund.«

Ursache und Wirkung

»Können Sie mir einen Fall nennen, wo die Ursache hinter der Wirkung kommt?«
»Nein.«
»Wenn der Arzt hinter dem Sarg seines Patienten geht.«

Appetitlos

»Aber Sie brauchen sich doch nicht zu wundern, daß Sie heute keinen Appetit haben, wo Sie gestern abend drei Schweinshaxen mit Knödeln vertilgt haben!«
»Daran kann es nicht liegen, Herr Doktor. Gestern hatte ich ja auch schon keinen Appetit.«

Geheimnis

»Kennen Sie das Geheimnis des langen Lebens? Man muß jeden Tag eine halbe Zehe Knoblauch essen.«
»Was heißt da Geheimnis? Das merkt doch jeder!«

Muttermilch

Aufklärungsunterricht auf dem Lande. »Und was sind die Vorzüge der Muttermilch gegenüber der Kuhmilch bei der Babyernährung?«
Antwort: »Erstens ist die Muttermilch bekömmlicher. Zweitens ist sie billiger. Und drittens kommt die Katze nicht dran.«

Reise sparen

Ein Pfarrer vom Lande kommt in die Stadt, um sich von der Kapazität operieren zu lassen. Bei der Verabschiedung macht der Geistliche einen frommen Augenaufschlag und meint: »Da hat der Herr wieder einmal seinem bescheidenen Diener geholfen.«
Knurrt der Professor: »Hochwürden, es wäre vielleicht noch schöner gewesen, wenn der Herr seinem bescheidenen Diener bereits zu Hause geholfen hätte. Dann hätten Sie sich die weite Reise sparen können.«

Saububen

Schulungskurs auf dem Lande: Hygiene, Erste Hilfe, Aufklärung. Hinterher Fragestunde.
»Herr Doktor, ist es wirklich solche Sünde, bei einem Mädchen zu schlafen?«
Der Doktor überlegt ein wenig und sagt: »Eigentlich nicht. Aber ihr Saububen schlaft ja nicht.«

Baden, baden

Patient kommt zum Landarzt, der ihn untersucht und ihm Heilbäder verschreibt. Dabei sagt er: »Nehmen Sie gleich ein Dutzend, da stellen Sie sich billiger.«
»Großer Gott, Herr Doktor. Glauben Sie, daß es sich über ein Jahr hinzieht?«

*

Bäuerlicher Patient erscheint beim Doktor, der ihn untersucht und naserümpfend sagt: »Gehen Sie gleich nach Hause und nehmen Sie ein Bad.«
»O je, Herr Doktor, ist es so ernst?«

*

Musterung bei der alten k. u. k. Armee. Der junge Rekrut ist so dreckig, daß der Arzt befiehlt, man solle ihn erst mal abschrubben.
Als man den Jungen vor den großen Waschzuber zerrt, erschrickt er: »Aber nicht zur Marine!«

Nicht so häßlich

In der Klinikvorlesung wird eine Patientin vorgestellt, und die Dozentin gibt eine Beschreibung der Symptome:
»Hier haben wir einen typischen Fall von Skrofulose: Aufgedunsenes Gesicht, geschwollene Nase, triefende Augen –«
Da richtet sich die Kranke auf und sagt beleidigt: »Na wissen Sie, Frau Doktor, so wunderschön sind Sie ja auch nicht.«

Kein Heilmittel

Visite auf dem herrschaftlichen Schloß. Der Doktor kommt und sagt: »Na, wo fehlt's denn, liebe Frau?«
»Ich bin keine ›liebe Frau‹, Herr Doktor. Ich bin eine Gräfin.«
»So? Dagegen bin ich machtlos und weiß kein Heilmittel«, sagt der Doktor und geht.

Nur ein Auto

Ein Mann wird verletzt ins Krankenhaus gebracht. Der Notarzt fragt: »Sind Sie verheiratet?«
»Nein«, flüstert der Patient. »Vom Auto angefahren ...«

Macht nichts

»Na, wo fehlt's denn?«
»Ich hab's in den Beinen.«
»So. Also, wenn's oben ist, ist es Gicht. Wenn's im Zeh ist, dann das Zipperlein.«
»Es ist oben in den Knien.«
»Aha. Ja, die Gicht haben Sie.«
»Und was machen wir da?«
»Na, denken wir beide mal nach, und wenn wir ein Mittel gefunden haben, dann werden wir beide Millionäre.«
»Und wenn nicht, Herr Doktor?«
»Dann trinken Sie ein bißchen weniger und halten das Bein schön warm.«
»Und was bin ich Ihnen schuldig, Herr Doktor?«
»Das kostet nix, hilft aber auch nix, mein Lieber.«

Komme wieder

»Also, mein Lieber, so auf Anhieb kann ich nicht die richtige Diagnose stellen. Anscheinend ist der Alkohol schuld.«
Da lächelt der Patient und meint treuherzig: »Na, macht ja nichts, Herr Doktor. Dann komme ich eben noch einmal wieder, wenn Sie nüchtern sind.«

Ein guter Arzt

Die Frauen der Ärzte haben es nicht leicht, weil oft genug ihre Männer auch noch mit ihrem Beruf verheiratet sind. Ein Arzt, der nächtelang herausgeklingelt wurde, will einmal richtig ausschlafen und bittet seine Frau, allen Anrufern zu sagen, er sei verreist.
Nun kommt mitten in der Nacht ein Anruf, die Frau erhebt sich und vertröstet den Kranken, ihr Mann sei leider bis morgen verreist. Doch der Patient läßt sich nicht so leicht abwimmeln und beginnt so anschaulich und drastisch seine Krankheitssymptome zu schildern, daß die Arztfrau es mit der Angst zu tun bekommt. Sie gibt ihrem Mann die Beschwerden flüsternd weiter und vermittelt dessen Ratschläge dem Anrufer. Das geht so eine Weile hin und her, bis der Patient sich bedankt und fragt: »Bitte sehr, ist das auch ein guter Arzt, der neben Ihnen im Bett liegt?«

Von den Leiden der Freuden

»Kümmert euch um die Kinder. Wer die Kinder hat, hat die Mutter, und wer die Mutter hat, hat die ganze Familie; denn der Vater hat nichts zu sagen.«
Christoph Wilhelm Hufeland

Der medizinische Nero

Ignaz Semmelweis, der Wiener Gynäkologe, ist in die Geschichte der Medizin eingegangen als der Entdecker des Kindbettfiebers. Um 1845 Assistent an der ersten Wiener Gebärklinik geworden, hat er sich dort den Ruf eines »Retters der Mütter« verdient; ein wichtiger Schritt auf dem Wege der Asepsis ist ihm zu danken.
Doch machten es ihm seine Widersacher nicht immer leicht, und Semmelweis mußte seinen revolutionären Standpunkt mit aller Deutlichkeit klarmachen. In einem offenen Brief an den Würzburger Hofrat Scansoni schrieb er: »Sollten Sie aber, Herr Hofrat, ohne meine Lehre widerlegt zu haben, fortfahren, Ihre Schüler und Schülerinnen in der Lehre des epidemischen Kindbettfiebers zu erziehen, so erkläre ich Sie vor Gott und der Welt für einen Mörder, und die Geschichte des Kindbettfiebers wird gegen Sie nicht ungerecht sein, wenn selbe Sie für das Verdienst, der erste gewesen zu sein, der sich meiner lebensrettenden Lehre widersetzt, als medizinischen Nero verewigen würde!«

Arzt oder Geliebter

Zu dem Göttinger Chirurgen Konrad Johann Martin Langenbeck kam eine russische Großfürstin in Behandlung, die sich genierte, ihre Kleider abzulegen. Langenbeck wies sie zurecht: »Ich bin Ihr Arzt und nicht in Sie verliebt. Also ziehen Sie sich aus!« Die Patientin tat, wie ihr geheißen, aber sie konnte sich nicht verkneifen, Langenbeck beim Abschied ihrerseits zurechtzuweisen: »Sagen Sie einer Dame nie, daß man in sie nicht verliebt ist. Davon wird sie kränker, als sie schon ist.«

Intimität

Eine junge Mutter vom Land bekommt in der Klinik Besuch von einem jungen Mann, der ihr Blumen bringt und mit dem sie sich angeregt unterhält, wobei die beiden aber mit dem förmlichen »Sie« sich anreden. Der Arzt erkundigt sich hinterher und erfährt, daß der junge Mann der Vater des gerade geborenen Kindes ist. »Und wieso sagen Sie dann ›Sie‹ zu ihm?« fragt der Arzt zweifelnd. »Nun ja«, lautet die Antwort, »so intim sind wir ja noch net.«

Liebe als Medizin

Ein etwas exzentrisches Mädchen plagt den Arzt mit eingebildeten Beschwerden.
»Warum heiraten Sie denn nicht«, unterbricht sie der Doktor. »Dann wären Sie gewiß alle Ihre Beschwerden bald los.«
»Wollen Sie mir damit einen Antrag machen?« erkundigt sich das Fräulein mit fliegenden Lidern.
»Aber nein«, wehrt sich der Arzt. »Wir Ärzte verschreiben zwar die Medizin, aber nehmen tun wir sie nicht selber.«

Die Narbe

Der Chirurg Langenbeck – der die Menschen kurzerhand einteilte in solche, die operieren, und solche, die sich operieren lassen – wurde von einer hübschen Dame gefragt, ob man die Narbe sehen würde von einer Operation, die Langenbeck oberhalb ihres Knies vorgenommen hatte.
»Das wird ganz auf Sie ankommen, gnädiges Fräulein«, war seine Antwort.

Die Kurzsichtige

Eine dickliche Dame kommt schwer atmend im obersten Stockwerk an. »Herr Doktor, sagen Sie mir ehrlich, was ich gegen meine Kurzatmigkeit machen muß!«
»Wenn Sie mich schon danach fragen, brauche ich ja mit meiner Ansicht nicht hinter dem Berg zu halten. Erstens müssen Sie dreißig Pfund abnehmen, zweitens müssen Sie sich eine Brille anschaffen, um die Türschilder richtig lesen zu können, und drittens müssen Sie einen Arzt aufsuchen. Der wohnt eine Treppe tiefer. Ich bin Ingenieur.«

Böses Märchen

Der Assistent eines Professors der Gynäkologie hat noch eine sehr unglückliche Hand. Als er eines Tages seinen Chef vertreten muß, richtet er schweres Unheil an, so daß Mutter und Kind die Entbindung nicht überleben. Nicht allein das: Durch eine heftige Bewegung mit der Geburtszange wird der anwesende Vater getroffen und stirbt an den Folgen des Stoßes.
Der Assistent wird ernsthaft vermahnt, und man vertraut ihm lange Zeit keinen Fall mehr an. Endlich ist es nicht zu vermeiden, da der Professor zu einer anderen Entbindung gerufen ist.

Als er zurückkehrt, sieht er seinen Assistenten gerade aus dem Hause eilen, wo er die Entbindung zu leiten hatte.
Der Professor fragt: »Nun, wie ist es gegangen?«
»Der Vater lebt«, lautet die stolze Antwort.

Die Erkältung

Jemand empfiehlt einer Dame einen jungen Arzt, der sich seit kurzem in der Stadt niedergelassen hat.
»Ich habe ihn kennengelernt«, berichtet später die Dame, »aber ich konnte mich nicht für ihn erwärmen.«
»Na dann«, lautet die Antwort, »können Sie sich für ihn vielleicht einmal erkälten.«

Bei Tisch

Der berühmte Professor merkt, wie die Dame, die neben ihm beim Diner sitzt, ganz vorsichtig versucht, ihn bei Tisch zu konsultieren.
Der Professor legt sein Besteck zurück und sieht seine Nachbarin durchdringend an: »Ziehen Sie sich aus, meine Gnädige.«

Gefährliche Zerstreuung

Die Dame klagt über ständige Migräne. »Meine Gnädige, Sie brauchen ein wenig Zerstreuung«, rät der Arzt.
»Das ist schwierig«, winkt die Dame verdrossen ab. »Ich habe alles schon versucht. Aber mein Mann paßt auf wie ein Schießhund.«

Alles gemacht

Eine junge Patientin kommt von der Krankenhausuntersuchung heim in ihr Dorf. Strahlend berichtet sie, was man in der Klinik mit ihr angestellt habe.
»Alles haben sie mit mir gemacht«, berichtet sie stolz. »Mammographie, Thermographie, Pornographie – einfach alles!«

Im Bett behandeln

»Ich glaube, ich habe gar kein Fieber mehr, Herr Doktor«, sagt die hübsche Patientin ihrem jungen Oberarzt. »Das ist nur mein heißes Blut. Sie können mich ruhig aufstehen lassen.«
»Das ist unmöglich, meine Gnädige«, versichert der Doktor. »Ob Fieber oder Temperament: beides muß im Bett behandelt werden.«

Steril

Eine Patientin sieht sich interessiert im Labor um und deutet auf eine Flasche. »Und was ist da drin?« fragt sie.
»Das ist Sagrotan. Damit machen wir Ärzte uns steril.«
»Wie interessant. Aber was nehmen Sie ein, wenn Sie mal Kinder bekommen wollen?«

Bumm hilft

In die Klinik des berühmten Berliner Gynäkologen Ernst Bumm wurde eine Patientin eingeliefert. Zwei Assistenzärzte standen an ihrem Bett, und einer meinte: »Wenn es irgendwelche Schwierigkeiten geben sollte, dann rufen wir am besten Bumm.«

»Und Sie glauben, daß das hilft?« fragte die Patientin mißtrauisch.

Was ist die Liebe

Der Psychologe will seine Tischnachbarin unterhalten und fragt ganz ungeniert: »Und was halten Sie von der Liebe?«
»Die Liebe?« seufzt die Dame. »Lieber Doktor, ich weiß gar nicht, was das ist.«
»Nicht möglich, meine Gnädige.«
»Aber gewiß doch. Das stimmt. Ich habe nämlich meinen Mann noch nie betrogen.«

Der Praktiker

Die Patientin fährt zur Kur und muß sich dort gründlich untersuchen lassen.
»War das ein Internist oder ein Praktiker?« erkundigt sich später der Hausarzt.
»Das muß ein Praktiker gewesen sein, Herr Doktor«, ist die Antwort. »Der hat wirklich überall richtig hingefaßt.«

Weniger Genies

Erst im Jahr 1905 entdeckte man den Erreger der Syphilis. Der Dermatologe Erich Hoffmann, einer der damit befaßten Forscher, wurde darauf aufmerksam gemacht, daß eine Reihe großer Künstler und Denker, Heine, Nietzsche, van Gogh und viele andere, im Stadium der Paralyse erst ihre bedeutendsten Werke geschaffen habe (was nicht stimmt). Da meinte Hoffmann trokken: »Wenn die Syphilis einmal aussterben sollte, dann werden halt die Genies weniger werden.«

Das Myom

Die Wiener Familie Lorenz stellte in zwei Generationen geachtete Orthopäden. Als der Sohn Albert zum Militär einrückte, machte seine Mutter, vierzig Jahre alt, einen Besuch beim Gynäkologen Chroback wegen eines bedrohlich angewachsenen Myoms. »Nun«, sprach der berühmte Professor, »Sie nähern sich dem Klimakterium, meine Gnädige, und da gehen erfahrungsgemäß die Myome ganz von selbst wieder zurück. Da müssen wir nichts operieren.«

Mutter Lorenz war's nicht zufrieden: »Das kann nicht sein. Das Myom geht nicht zurück, sondern es wächst unaufhörlich weiter.«

Nach zwei Monaten kam sie wieder zu ihrem Arzt und erklärte: »Das Myom ist entschieden größer geworden.«

Nach einer neuerlichen Untersuchung schien der Gynäkologe ratlos. »Würde es Ihnen helfen zu erfahren, daß dieses Myom ausgesprochene Eigenbewegungen zeigt, Herr Professor?« – »Aber nein, wer hätte das gedacht? Das wäre ja – Wer hätte denn an so etwas denken können...?« – »Nun«, war die Antwort der werdenden Mutter, »ein Gynäkologe vielleicht.« Das Kind, auf den Namen Konrad getauft, wurde ein berühmter Verhaltensforscher.

Der Zeuge

Fragt der Frauenarzt: »Möchten Sie gern, daß Ihr Mann bei der Geburt anwesend ist?«

Die Mutter in den Wehen antwortet: »Das ist nicht notwendig. Er war ja auch bei der Zeugung nicht dabei.«

Nicht sehr bequem

Der Dermatologe erhält Besuch von einer Dame der Gesellschaft und ihrer jungen Tochter, die an einer Geschlechtskrankheit leidet. Voller Entsetzen erkundigt sich die Mutter: »Mein Gott, wo kann sie sich das geholt haben? Vielleicht auf einer Toilette?« – »Das ist durchaus möglich«, antwortet der Arzt, »aber nicht sehr bequem.«

Reserve

Ein vitaler Sechzigjähriger erscheint bei seinem Hausarzt und klagt: »Lieber Doktor, sagen Sie, nach der Liebe bekomme ich stets so rote Augen. Was hat das zu bedeuten?«
Der Arzt untersucht seinen Patienten gründlich und kommt zu dem Resultat: »Dann fahren Sie eben immer schon auf Reserve.«

Gratuliere

Ein fast achtzigjähriger Patient kommt in die Praxis eines Dermatologen. Der Doktor geht ihm entgegen und begrüßt ihn mit den Worten: »Zunächst einmal meinen herzlichen Glückwunsch!«

Gebete

Zu demselben Dermatologen kam eines Tages ein Priester – mit einem verdächtigen Ausschlag – und bemerkte schüchtern: »Ich bin doch zumeist in der Kirche und bete. Wo kann ich mir das nur zugezogen haben?«
»Hochwürden«, ist die Antwort, »ausschlaggebend sind Gebete nur im Himmel...«

Der Hoflieferant

Als Paul Ehrlich mit dem Salvarsan ein wirklich wirksames Mittel zur Bekämpfung der Syphilis gelang, machte man sich im kaiserlichen Deutschland Gedanken darüber, wie man den Entdecker wohl ehren könne. Wilhelm II. soll dabei gesagt haben: »Wie sollen wir den Ehrlich denn ehren? Einen Orden hat er schon. In den Adel kann ich ihn nicht erheben, weil er Jude ist, und zum Hoflieferanten kann ich ihn ja nicht gut ernennen.«

Erster Liebhaber

»Ich bin der erste Liebhaber am Stadttheater«, stellt sich der Patient vor, der in die Praxis des Dermatologen gekommen ist. Er wird untersucht, und der Doktor diagnostiziert: »Nun, der erste Liebhaber sind Sie gewiß nicht!«

Leuchtendes Beispiel

Ein Patient klagt bei seinem Arzt über die nachlassende Potenz.
»Nun«, spricht der Doktor, »wir haben da seit neuestem ein ausgezeichnetes Phosphor-Präparat.« Darauf der Patient argwöhnisch: »Doktor, Sie haben mich mißverstanden. Er soll ja nicht leuchten.«

Potenz und Wurzel

Ein älterer Patient, auch kurzsichtig, sucht seinen praktischen Arzt auf, verwechselt die Türen und landet beim Zahnarzt nebenan. Der hört sich geduldig an, wie der alte Herr das Nachlassen seiner männlichen Kräfte beklagt, und meint achselzuckend:

»Leider sind Sie hier nicht bei der richtigen Adresse. Ich kann hier nur Wurzeln ziehen. Zur Potenz erhoben wird nebenan...«

Unordentlich

Ein Patient erscheint beim Dermatologen und klagt schüchtern darüber, daß bei ihm da unten etwas nicht in Ordnung sei. Er wird untersucht, aber ohne Befund; doch hängt, wie es oft vorkommt, ein Hoden tiefer als der andere.
»Das mag ja sein, daß es nichts zu bedeuten hat«, antwortet der Patient. »Aber meine Schwiegermutter meint, daß es so unordentlich aussieht.«

Ein Freund

Ein Patient erscheint in der Ordination und fängt verlegen an zu stottern: »Doktor, ich habe da einen Freund, dem ist etwas Ärgerliches zugestoßen, und ich dachte, ich könnte...«
Worauf der Doktor kurzerhand ihn unterbricht: »Nun, nur heraus mit dem Freund...«

Behüte dich

Eine Frau vom Land erscheint beim Doktor, um zu klagen: Sie ist zehn Jahre verheiratet und hat bereits zehn Kinder. Der Arzt ist entsetzt, zitiert den Ehemann zu sich und verordnet ihm eine Packung Verhütungsmittel.
Am nächsten Tag ruft der Bauer verzweifelt an: »Das ist nicht so einfach gewesen, Herr Doktor«, klagt er. »Neun habe ich draufbekommen, aber der zehnte ging einfach nicht mehr.«

Rasieren oder nicht

Der amerikanische Gynäkologe William Sweeney vertrat die Ansicht, man brauche den Frauen vor der Entbindung keineswegs die Schamhaare abzurasieren. Obwohl er seine Ansicht mit Erfolg praktisch vertreten hatte, erfuhr er von seiten übelwollender Kollegen weiterhin Kritik. Da stellte er ihnen die direkte Frage: »Müssen Sie sich denn auch den Schnurrbart abnehmen lassen, wenn man Ihnen morgen die Mandeln herausnimmt?«

Falsche Funktion

Zum Dermatologen kommt ein Inder und klagt über seine Frau: »Ich muß sie umtauschen. Sie ist nicht richtig eingestellt.«
»Nicht richtig eingestellt?«
»Das ist so, Doktor. Also, wenn ich Reis pflanze, dann ernte ich Reis, und wenn ich Baumwolle züchte, dann ernte ich Baumwolle. Wenn ich aber Inder säe und dann ernte ich Chinesen...«

Kandidaten und Kollegen

»Ihre Entdeckung, Herr Kollege, ist höchst neu und originell, und seit dreißig Jahren hat sie niemand mehr gemacht.«

Bernard Shaw

Kochs Kochtopf

Einen jungen Mediziner, der Robert Koch in seinem Laboratorium besuchte, wo der berühmte Forscher sich mit einem zugedeckten Topf auf einem Spirituskocher zu schaffen machte, fragte der Bakteriologe: »Raten Sie, was in diesem Topf kocht?«
»Kugelbakterien.«
»Nein.«
»Streptokokken.«
»Nein.«
»Spirochäten.«
»Nein.«
»Dann bin ich am Ende meiner Weisheit angelangt, Herr Professor.«
Darauf Koch, den Deckel hochhebend: »Würstchen, mein Lieber, Würstchen!«

Das genügt

Virchow war als Prüfer gefürchtet. Als ein Kandidat bei der Frage nach der richtigen Dosierung eines Abführmittels zur Antwort gab: »Einen Eßlöffel voll«, knurrte Virchow nur: »Das genügt für Ihren Durchfall.«

Die Diagnose

Der Praktikant aus dem Ausland führt dem Professor einen typhösen Kranken vor, wobei er sämtliche Symptome richtig angibt. Der Professor: »Alles richtig. Und wie würden Sie nun den Krankheitszustand mit einem Wort bezeichnen?«
»Schauderbarrr, Herr Professor!«

Der Indiskrete

Im Staatsexamen soll der Kandidat einen Patienten untersuchen und dann die Diagnose stellen. Weil er nichts findet, will er sich damit aus der Schlinge ziehen, daß er plötzlich die Untersuchung abbricht und erklärt: »Die Ehre verbietet mir, die Prüfung fortzusetzen, da der Patient mir soeben zugeflüstert hat, was ihm fehlt.«
»So?« erwidert der Professor. »Das ist merkwürdig. Er ist nämlich taubstumm.«

In drei Minuten

Curt Emmerich, als Peter Bamm zu Schriftstellerruhm gelangt, war ursprünglich Arzt und berichtet von seiner Prüfung bei dem berühmten Internisten Gustav von Bergmann, bei der er eine Herzdiagnose zu stellen hatte. In einem unbeobachteten Augenblick flüsterte der mitleidige Assistent dem Prüfling die Diagnose »Mitralstenose« zu, worauf der Prüfling mit einer wortreichen Schilderung des Allgemeinzustands des Patienten begann.
Ungeduldig unterbrach Bergmann: »Die Diagnose, wenn ich bitten darf.«
Der Kandidat, den die vorzeitige Kenntnis der Diagnose in Verlegenheit gebracht hatte, antwortete: »Herr Professor, ich wäre

ein schlechter Bergmann-Schüler, wenn ich es mir erlaubte, innerhalb von drei Minuten eine endgültige Diagnose zu stellen.«
Die Umstehenden erschraken ob solcher kühnen Rede, aber Bergmann erwiderte lächelnd: »Herr Kollege, die Geistesgegenwart am Krankenbett ist eine der vorzüglichsten Eigenschaften. Ich gratuliere, Sie haben bestanden.«

Noch nicht

Ein anderer Kandidat wollte – aus profunder Unkenntnis – bei der Prüfung nicht recht mit der Sprache heraus. Da ermunterte ihn der Professor mit den Worten: »Nur frei heraus mit der Sprache, Herr Kandidat. Ihre ärztliche Schweigepflicht hat noch nicht begonnen.«

Zu große Dosis

Von Pettenkofer erzählt man, daß er als Prüfer ziemlich gemütlich war. Ein Kandidat hatte in der Prüfung eine geradezu horrend hohe Dosis Morphium als therapeutisches Mittel angegeben. Aber Pettenkofer fragte nur ganz beiläufig: »Und was wollen Sie dann als Todesursache angeben?«

Sterblichkeit

Für einen anderen Kandidaten, der mit Ach und Krach das Examen bestand, hatte Pettenkofer noch den freundschaftlichen Rat: »Ich gratuliere, Herr Kollege. Doch lassen Sie sich nicht unbedingt hier in München nieder. Hier ist die Sterblichkeit ohnehin schon ziemlich groß.«

Höhle im Kopf

Karl Thiersch war dagegen als Prüfer sehr gefürchtet. Einmal ließ er einen Kandidaten mit den Worten durchfallen: »Wie kann ein Mensch Arzt werden wollen, der nicht einmal die Eingeweide der unteren Bauchhöhle im Kopf hat.«

Der und das

Billroth, der berühmte Chirurg, hatte in den Prüfungen große Geduld. Ein südländischer Prüfling erschien und mußte ein inneres Organ identifizieren. Er gab zur Antwort: »Bitteschön, das ist der Läbber!« Darauf Billroth: »Erstens heißt es nicht Läbber, sondern Leber; zweitens ist es nicht der, sondern die Leber; und drittens ist es die Milz.«

Teure Milz

Virchow soll einen Examenskandidaten gefragt haben, welches im einzelnen die Funktionen der Milz für den Organismus seien. Der Kandidat, in äußerster Verlegenheit, erwiderte: »O Gott, Herr Professor, es ist mir so peinlich. Gestern noch war mir alles klar bei dieser Frage, doch heute bin ich wie vor den Kopf geschlagen und außerstande, Ihnen die Antwort zu geben.«

»Welch ein trauriges Schicksal für die Menschheit«, erwiderte Virchow. »Der einzige Mensch, der die Aufgaben der Milz klar erkannt hat und die Wissenschaft einen wichtigen Schritt hätte voranbringen können, hat das von gestern auf heute vergessen.«

Das Schlüsselbein

Von dem Berliner Chirurgen Bardeleben wird erzählt, daß er jüngere Ärzte gern aufs Glatteis schickte. So fragte er einen angehenden Militärarzt: »Nehmen Sie an, Sie sind im Manöver. Es wird Ihnen gemeldet, das Pferd des Kommandierenden Generals hat sich ein Schlüsselbein gebrochen, und es ist kein Veterinärarzt erreichbar. Wie würden Sie sich verhalten?«
Der Befragte schwieg verlegen, und das aus gutem Grund.
Bardeleben gab die Antwort selbst: »Dem Kommandierenden General raten, das Skelett dieses Pferdes sofort für einen hohen Preis an ein naturwissenschaftliches Museum zu verkaufen. Es ist das einzige Pferd, das ein Schlüsselbein hat!«

Hohe Erwartung

Während des Examens wird eine Kandidatin vom Professor mit folgender Frage überrascht: »Können Sie mir sagen, welches menschliche Organ im Zustand der Erregung sich bis zum Sechsfachen seines ursprünglichen Umfangs vergrößert?«
Die junge Dame bekommt einen knallroten Kopf: »Aber – wäre das nicht eher eine Frage für einen männlichen Kandidaten?«
Da wendet sich der Professor an einen jungen Mann.
»Die Pupille«, antwortet der.
»Ausgezeichnet«, kommentiert der Professor, wendet sich dann nochmals der Kandidatin zu und sagt: »Und Ihnen, meine Liebe, empfehle ich, nicht mit zu hochgespannten Erwartungen in die Ehe zu gehen.«

Der Simulant

»Was Neues?« fragt der Chefarzt den Assistenten, als er zur morgendlichen Visite erscheint.
»Nichts besonderes«, lautet die Antwort. »Nur Ihr Simulant von Nummer sechs ist heute früh gestorben.«

Zeughaus

In einer gynäkologischen Klinik überrascht der Chefarzt einen jungen Assistenten mit einer Schwester. Die Situation ist eindeutig. Murmelt der Chef, indem er diskret die Tür schließt: »Daß diese jungen Leute immer das Entbindungsheim mit dem Zeughaus verwechseln.«

Immer die Weiber

Ein junger Student vom Land erhält Besuch von seinem bäuerlichen Vater, der mal nach dem Rechten sehen will und sich bei dem Sohn erkundigt, was er denn so treibt.
»Na ja, morgens gehe ich zur Analyse«, antwortet der Studiosus, »am Abend ist dann die Anatomie dran.«
Da schüttelt der Vater den Kopf und sagt: »Du sollst doch hier studieren und dich nicht immer mit den Weibern abgeben.«

Keine Gewichtsfrage

In der Anatomie wird doziert: »Wir haben soeben gelernt, daß das männliche Gehirn schwerer ist als das weibliche. Was können wir daraus schließen?«
Antwort einer Studentin: »Das es hier nicht auf die Quantität ankommt, Herr Professor.«

Nicht lange

Ein Ordinarius der Medizin wird von einem Theologiestudenten gefragt, ob er ab und zu seine Vorlesungen besuchen dürfe; als Theologe interessiere er sich stark für die Physiologie. Der Mediziner sieht den Fragenden lange an und sagt: »Von mir aus gern. Aber ich warne Sie: sehr lange werden Sie bei der Theologie nicht bleiben.«

Gefährlich

Nach dem Ersten Weltkrieg entpuppte sich ein Münchner Chirurg als ein politisch höchst radikal denkender Lokalpolitiker, der nach dem raschen Ende der Räterepublik vor ein Gericht gestellt wurde. Ein Kollege wurde als Zeuge geladen und befragt, ob der Angeklagte denn gefährlich sei. »Nur als Chirurg, Herr Vorsitzender«, war die Antwort.

Umgang mit dem Tode

»Wie viele Leute hat er schon unter die Erde gebracht?«
»Sehr viel weniger als Eure Majestät, und mit sehr viel weniger Ruhm.«
Johann Georg von Zimmermann zu Friedrich II.

Der Vorarbeiter

Ein alter Totengräber kommt betrunken in die Sprechstunde. Der Arzt macht ihm ernste Vorhaltungen. »Was? Sie wollen mir Vorschriften machen, Herr Doktor?« entgegnet der Mann und grinst. »Sie sind ja nur mein Vorarbeiter!«

Konkurrenz

Als der Landarzt zu einem todkranken Patienten gerufen wird, kommt ihm der Pfarrer schon in der Haustür entgegen. Mit einem bedauernden Achselzucken erklärt er: »Sie kommen zu spät, mein Lieber. Er gehört schon mir.«

Ein Glück

Nach dem Tod des französischen Politikers Gambetta wurde seine Leiche seziert, und man mußte feststellen, daß der innere Zustand des Körpers erschreckend war.
»Welch ein Glück für uns«, bemerkte einer der anwesenden Ärzte, »daß er gestorben ist, bevor wir hinzugezogen wurden.«

Nichts für ungut

Ein alter Herr wird zu Grabe getragen, und in der Trauergemeinde befindet sich auch der Hausarzt, der seinen Patienten jahrelang bis zu dessen Tod behandelt hat.
Der Arzt tritt ans offene Grab, nimmt eine Schaufel voll Erde und wirft sie auf den Sarg mit den leisen Worten:
»Und nichts für ungut, bitte...«

Umsonst

Rudolf Virchow behandelte einen schwerkranken Patienten, aber trotz aller ärztlichen Künste starb der Mann. »Ich bedaure, Herr Professor«, sprach die Witwe, »daß Sie sich umsonst bemüht haben.« Da korrigierte Virchow sie: »Umsonst ja gerade nicht, aber vergeblich.«

Gar nicht selten

Ein ängstlicher Patient erscheint in der Praxis und fragt nach der Untersuchung bänglich: »Ist das eine seltene Krankheit, an der ich leide?«
»I wo«, antwortet der Mediziner, »überhaupt nicht. Alle Friedhöfe liegen voll davon.«

Weg zum Ruhm

Ein anderer Patient erscheint beim Arzt und erkundigt sich sogleich: »Ist das eine gefährliche Krankheit, unter der ich leide?«
»Gefährlich? Nun, lassen Sie mich es folgendermaßen formulieren: Wenn ich Sie von dieser Krankheit heile, werde ich weltberühmt.«

Aufgehalten

Huber überlebt seine Frau um volle zehn Jahre. Als er endlich am Himmelstor erscheint, ruft ihm seine Frau schon entgegen: »Huber, wo hast du denn die ganze Zeit gesteckt?«
Antwortet Huber ausweichend: »Verzeih, meine Liebe, aber der Arzt hat mich so lange aufgehalten.«

Schönes Leben

Der Patient läßt sich von seinem Hausarzt gründlich untersuchen und möchte anschließend wissen: »Wie steht's, Doktor? Handelt es sich um etwas Ernstes?«
»Nichts von Belang. Aber ich mache Ihnen einen Vorschlag: Verkaufen Sie Ihren Laden und machen Sie sich noch ein schönes Leben für den Rest des Monats.«

Zu spät

Ein Mann kommt in den Himmel und lacht Petrus lauthals ins Gesicht. Der hört sich das eine ganze Weile an und fragt dann leicht indigniert: »Mann, warum lachen Sie denn so?«
»Ach, Petrus«, antwortet der Neuankömmling, »da unten, da schnippeln sie noch immer an mir herum. Und dabei bin ich doch schon seit einer Stunde tot.«

Schlägt noch

Der schweizer Arzt Albrecht von Haller fühlte, als es ans Sterben ging, seinen Puls. Seine letzten Worte waren: »Die Arterie schlägt – schlägt – schlägt noch – schlägt nicht mehr.«

Forscher bis zuletzt

Cuvier bemerkte sterbend, wie sich seine Finger krampfhaft an der Decke festkrallten, ohne daß auch nur ein Reflex von seinem Bewußtsein ausging. Er sagte, den Vorgang ganz sachlich beobachtend: »Bell hat recht! In diesem Stadium sind die Willensnerven bereits völlig gelähmt.«

Nichts mehr zu tun

Der französische Arzt Pierre Chirac verfiel sterbend in jene häufig anzutreffende geistige Umnachtung, in welcher der Sterbende glaubt, er sei ein ganz anderer. Er glaubte, ans Bett eines fremden Kranken gerufen worden zu sein, dessen Puls er fühlte. Mit der Rechten griff er sein linkes Handgelenk und begann zu zählen. »Man hat mich zu spät gerufen«, murmelte er mit letzter Anstrengung. »Der Mann liegt ja im Sterben. Ich habe da nichts mehr zu suchen.« Und verschied.

Kein Ehrgeiz

Als Sigmund Freud – er litt an Mundkrebs – das Ende nahen fühlte, blieb er gelassen. Einem seiner letzten Besucher, die gekommen waren, um den Schwerkranken aufzumuntern, hielt er entgegen: »Mein Lieber, man soll doch nicht versuchen, seine Organe überleben zu wollen.«

Wenn man erwacht

Ein Patient erscheint beim Arzt und findet kein Ende, die verschiedensten Symptome seiner Beschwerden wortreich aufzuzählen.

»Ach, wissen Sie«, unterbricht ihn der Arzt. »Wenn man über fünfzig ist und wacht morgens auf und stellt fest, daß einem überhaupt nix weh tut, dann ist man wahrscheinlich tot.«

Des Arztes Freude

Von dem französischen Lungenspezialisten Corvisart wird die folgende Geschichte erzählt: Der Mediziner befand sich während der Ferien in einem französischen Urlaubsort an der Kanalküste. Einmal hörte er in der Umkleidekabine nebenan einen Mann so husten, daß er überzeugt war, einen Lungenkranken neben sich zu haben. Draußen im Freien bemerkte er seinen Nachbarn – einen stattlichen, gesund aussehenden Mann. Er sprach ihn an und machte ihn darauf aufmerksam, er möge etwas gegen seinen Husten tun, der klänge gefährlich.
»Unsinn«, war die Antwort. »Ich bin kerngesund, der Husten hat nichts zu bedeuten.«
Im folgenden Jahr besuchte Corvisart denselben Badeort und erfuhr, daß eben jener kerngesunde Mann vom letzten Jahr an Tuberkulose gestorben war.
»Und das«, pflegte der Mediziner am Schluß seiner Erzählung zu bemerken, »sind die Dinge, die einem Arzt Freude machen.«

Heimsuchung

Ein Professor wird bei einer Gesellschaft gefragt, ob er an die Rückkehr der Geister der Verstorbenen glaube. »Madame«, war seine Antwort, »wenn ich das täte, hätte ich längst den Beruf gewechselt.«

Die richtige Krankheit

Auf einer anderen Gesellschaft wird ein Mediziner gefragt, wie es käme, daß einer seiner Patienten, den er an Krebs behandelt habe, angeblich an einer Darmverschlingung gestorben sei. »Unsinn.« Der Professor blickte indigniert. »Wenn ich einen Patienten an Krebs behandle, dann stirbt er auch an Krebs.«

Natürlich

»Ist Ihr Herr Vater eines natürlichen Todes gestorben?«
»Nein. Er hatte einen Arzt.«

Immer gut

Der Arzt, dessen Patient überraschend während der Nacht gestorben ist, kommt am nächsten Morgen ins Haus und erkundigt sich bei der Witwe: »Sagen Sie, hat Ihr Mann sehr geschwitzt?« – »Ja, stark.« Antwort: »Sehr schön, Schwitzen ist immer gut.«

Wo ist der Tumor

Der Pathologe bekommt einen Leichnam aus der Neurochirurgie mit der Diagnose, der Mann sei an einem Gehirntumor gestorben. Der Schädel des Mannes wird seziert, der Pathologe untersucht das Gehirn. Nach einiger Zeit hält er inne, schaut nach rechts, schaut nach links, sieht sogar unter den Seziertisch.
»Suchen Sie etwas?« fragt der Assistent.
»Ja, den Hirntumor.«

Gelungene Operation

Der junge Chirurg trifft den Chefarzt. »Nun«, fragt der, »wie ist Ihre erste Operation verlaufen? Alles gutgegangen?«
Der junge Chirurg erbleicht. »Operation? Ich habe geglaubt, es handelt sich um eine Obduktion.«

Eure Methoden

Der Professor muß zu einem Kongreß reisen und gibt letzte Instruktionen. »Der Patient auf Zimmer vier wird's nicht mehr lange machen. Aber heben Sie mir seine Leber auf. Das scheint mir ein seltener Fall zu sein.« Sprach's und reiste davon.
Als er Tage danach wieder in die Klinik kommt, gilt seine erste Frage der präparierten Leber des moribunden Patienten. »Bedaure«, muß der Assistenzarzt zugeben. »Der Mann lebt noch, ja, sein Zustand hat sich so gebessert, daß wir ihn in absehbarer Zeit entlassen können.«
Brummt der Professor enttäuscht: »Ihr mit euren Methoden.«

Im Himmel

Ein gerade verwitweter Mann kommt vom Arzt, wo er sich den Totenschein abgeholt hat. Da trifft ihn plötzlich von oben herab ein Ziegel auf den Kopf.
Schmerzverzerrt blickt er hinauf. »Bist du also doch in den Himmel gekommen? Wer hätte das gedacht!«

Gute Kollegen

Professor zum Studenten: »Wir werden alle von drei guten Kollegen überlebt: Wasser, Diät und Bewegung.«

Früher kommen

Kommt ein Skelett zum Arzt. Der blickt auf und murmelt: »Hätten Sie früher kommen müssen.«

Kurzbiographien

Adler, Alfred, österreichischer Tiefenpsychologe, 1870 bis 1937. Schüler Freuds, mit dem er 1911 brach; begründete eine eigene Schule der Individualpsychologie.

Bardeleben, Adolf von, Chirurg, 1819 bis 1895. Professor in Greifswald und Berlin. Gab ein Lehrbuch über die Chirurgie heraus.

Bergmann, Gustav von, Internist in Berlin und München, 1878 bis 1955. Mitbegründer des funktionellen Denkens in der Heilkunde.

Bier, August, Chirurg, 1861 bis 1949. Professor an der Berliner Universität; führte die Anästhesie des Rückenmarks ein.

Billroth, Theodor, Chirurg, 1829 bis 1894. Professor in Zürich und Wien; bedeutender Operateur (Magen, Kehlkopf).

Bumm, Ernst, Gynäkologe, 1858 bis 1925. Professor in Basel, Würzburg und Berlin. Bedeutender Operateur und Lehrer.

Bürger-Prinz, Hans, Psychiater, 1897 bis 1976. Ab 1937 Professor in Hamburg; arbeitete vor allem über Sexualpathologie.

Corvisart, Jean Nicolas, französischer Mediziner, 1755 bis 1821. Leibarzt Napoleons I. Begründete die neuzeitliche Kardiologie.

Cuvier, Georges de, französischer Naturforscher und Anatom, 1769 bis 1832. Machte die vergleichende Anatomie zur Grundlage der Zoologie, Mitschöpfer der Paläontologie.

Ehrlich, Paul, Serologe, 1854 bis 1915, Mitarbeiter Robert Kochs. Nobelpreis 1908. Erfinder des Salvarsan zur Behandlung der Syphilis und Schöpfer der modernen Chemotherapie.

Fleming, Alexander, britischer Bakteriologe, 1881 bis 1955. Während seiner Tätigkeit in London fand er das Antibiotikum Penicillin. Nobelpreis 1945.

Frerichs, Friedrich Theodor von, Pathologe und Internist, 1885 bis 1919. Professor in Göttingen, Kiel, Breslau und Berlin. Als Diagnostiker gerühmt.

Freud, Sigmund, österreichischer Neurologe und Psychiater, 1856 bis 1939. Begründer der modernen Neurosenlehre und Psychoanalyse.

Gräfe, Karl Ferdinand von, Augenarzt und Chirurg, 1787 bis 1840. Ab 1810 Professor in Berlin; erfand neue Operationsinstrumente und -methoden.

Haller, Albrecht von, Arzt, Naturforscher und Dichter, 1708 bis 1777. Nach Auslandsstudien Professor in Bern, später in Göttingen; bedeutender Forscher der empirischen Physiologie.

Heim, Ernst Ludwig, Arzt, 1747 bis 1834. Volkstümlichster Mediziner im Berlin seiner Zeit. Trieb auch wichtige botanische Studien.

Hoff, Ferdinand, Internist, geboren 1896. Seit 1951 Professor in Frankfurt. Seine Forschungen galten besonders der inneren Sekretion, auch dem Arzneimißbrauch.

Hoffmann, Erich, Dermatologe, 1868 bis 1959. Professor in Bonn, wo er (mit F. Schaudinn) 1905 den Erreger der Syphilis entdeckte.

Hufeland, Christoph Wilhelm, Arzt, 1762 bis 1836. Praktiker in Jena, Weimar und Berlin. Behandelte Wieland, Goethe, Schiller sowie das preußische Königspaar.

Koch, Robert, Bakteriologe und Hygieniker, 1843 bis 1910. Schuf die experimentellen und wissenschaftlichen Grundlagen der modernen Bakteriologie und ermöglichte dadurch eine wirksame Seuchenbekämpfung. Nobelpreis 1905.

Kräpelin, Emil, Psychiater, 1856 bis 1926. Begründer der modernen klinischen Psychiatrie.

Langenbeck, Bernhard von, Chirurg, 1810 bis 1887. Lange Zeit Direktor der Chirurgischen Klinik Berlin. Erfinder neuartiger Operationsmethoden und -instrumente.

Langenbeck, Konrad Johann Martin, Anatom und Chirurg, 1776 bis 1851. Praktiker vor allem in Göttingen; Verfasser zahlreicher chirurgischer Lehrbücher.

Lister, Sir Joseph, englischer Chirurg, 1827 bis 1912. Begründete 1867 die Antisepsis.

Lorenz, Adolf, Orthopäde, 1854 bis 1946. Vater des Verhaltensforschers Konrad L., Klinikleiter in Wien mit Erfolgen bei Hüftgelenksverrenkungen.

Martini, Paul, Internist, 1889 bis 1964. Professor in München, Berlin und Bonn. Spezialist für Herz-Kreislauf-Leiden.

Pasteur, Louis, französischer Chemiker und Bakteriologe, 1822 bis 1895. Schuf durch die Entdeckung der Mikroben die Grundlagen der Bakteriologie. Entwickelte wirksame Impfstoffe.

Pettenkofer, Max von, Hygieniker, 1818 bis 1901. Lange Jahre in München tätig. Begründer der modernen Hygiene.

Reik, Theodor, Psychoanalytiker, 1888 bis 1969.

Sauerbruch, Ernst Ferdinand, Chirurg, 1875 bis 1951. Jahrzehnte an der Berliner Charité tätig; konstruierte eine Reihe nach ihm benannter Prothesen. Neue Operationsmethoden.

Schönbauer, Leopold, Chirurg und Medizinhistoriker, 1888 bis 1963. Widmete sich vor allem der Neurochirurgie und der Operation von Krebserkrankungen.

Schoenlein, Johann Lukas, Mediziner, 1793 bis 1865. In Zürich und Berlin tätig; vollzog den Umschwung von der naturphilosophischen zur naturwissenschaftlichen Medizin. Lehrer u. a. von Virchow.

Schweninger, Ernst, Kliniker, 1850 bis 1924. Leibarzt Bismarcks; Leiter des ersten öffentlichen Naturheilkrankenhauses; führte wissenschaftliche Entfettungskuren ein.

Semmelweis, Ignaz Philipp, ungarischer Gynäkologe, 1818 bis 1865. Erkannte 1847 die infektiöse Ursache des Kindbettfiebers und führte Desinfektionsmaßnahmen ein, die die Müttersterblichkeit stark eindämmten.

Swieten, Gerard van, Mediziner, 1700 bis 1772. Seit 1745 Leibarzt Maria Theresias und Reorganisator des österreichischen Gesundheitswesens.

Thiersch, Carl, Chirurg, 1822 bis 1895. Professor in Erlangen und Leipzig; machte sich verdient um die Plastikchirurgie und um die Einführung der Antisepsis.

Virchow, Rudolf, Pathologe und Anthropologe, 1821 bis 1902. Begründete die Zellularpathologie und förderte die Sozialhygiene und öffentliche Gesundheitsfürsorge.

Wagner von Jauregg, Julius, österreichischer Psychiater, 1857 bis 1940. Führte 1918/19 die Heilfieberbehandlung der Paralyse ein. Nobelpreis 1927.